全民阅读

总主编
何清湖

中医养生进家庭口袋本丛书

养护肝

主编／朱　嵘

全国百佳图书出版单位
中国中医药出版社
·北　京·

图书在版编目（CIP）数据

养护肝 / 何清湖总主编；朱嵘主编 .-- 北京：中国中医药出版社，2024.4

（全民阅读 . 中医养生进家庭口袋本丛书）

ISBN 978－7－5132－8671－8

Ⅰ . ①养…　Ⅱ . ①何…　②朱…　Ⅲ . ①柔肝－基本知识　Ⅳ . ① R256.4

中国国家版本馆 CIP 数据核字（2024）第 053232 号

中国中医药出版社出版
北京经济技术开发区科创十三街 31 号院二区 8 号楼
邮政编码　100176
传真　010－64405721
山东临沂新华印刷物流集团有限责任公司印刷
各地新华书店经销

开本 787×1092　1/32　印张 3.25　字数 61 千字
2024 年 4 月第 1 版　2024 年 4 月第 1 次印刷
书号　ISBN 978－7－5132－8671－8

定价　29.80 元
网址　www.cptcm.com

服务热线　010－64405510
购书热线　010－89535836
维权打假　010－64405753

微信服务号　zgzyycbs
微商城网址　https://kdt.im/LIdUGr
官方微博　http://e.weibo.com/cptcm
天猫旗舰店网址　https://zgzyycbs.tmall.com

如有印装质量问题请与本社出版部联系（010－64405510）

《全民阅读·中医养生进家庭口袋本丛书》

编委会

《养护肝》

编委会

主　　编　朱　嵘
副 主 编　孙德仁　张国豪　刘红云
编　　委　付中原　李丽慧　黄博明　汤宏勇　孙恪成
　　　　　　袁祚民　刘松鹤

序言

作为我国优秀传统文化的瑰宝，中医药在治病养生方面做出了卓越贡献，是具有中国特色的文化符号和医疗资源。在国家一系列政策和法律法规的支持下，中医药事业不断向前发展，发挥着越来越重要的作用。2022 年 3 月，国务院办公厅印发《“十四五”中医药发展规划》，其中提出，要提升中医药健康服务能力，提升疾病预防能力，实施中医药健康促进行动，推进中医治未病健康工程升级。在“中医药文化弘扬工程及博物馆建设”内容中提出，要推出一批中医药科普节目、栏目、读物及产品，建设中医药健康文化知识角。2022 年 11 月，国家中医药管理局等八部门联合印发了《“十四五”中医药文化弘扬工程实施方案》，明确提出要“打造一批中医药文化品牌活动、精品力作、传播平台”，重点任务中包括“加大中医药文化活动和产品供给，每年度打造一组中医药文化传播专题活动，广泛开展中医药健康知识大赛、文创大赛、短视频征集、文化精品遴选、悦读中医等系列活动”。

中华中医药学会治未病分会作为治未病领域的权威学术团体，拥有优质的学术平台和专家资源，承担着推动我国治未病与养生保健行业良性发展的重任，我们以创作、出版优质的中医治未病与养生保健科普作品，传播权威而实用的健康教育内容为己任。把中医药文化融入建设文化强国、增强文化自信的大格局中，加大中医药文化传播推广力度，为中医药振兴发展厚植文化土壤，为健康中国建设注入源源不断的文化动力，是中医药学者进行科普创作的核心基调。为此，我们联合中国中医药出版社推出这套《全民阅读·中医养生进家庭口袋本丛书》，在内容创作和风格设计方面下足功夫，发挥了中华中医药学会治未病分会专家在科普创作方面的集体智慧和专业水准。

《黄帝内经》有云“圣人不治已病治未病”，养生的基本原则在于“法于阴阳，和于术数，食饮有节，起居有常，不妄作劳”，养生保健的重点是阴阳气血的平衡、脏腑经络的调和。本套丛书涵盖了保养肾、补阳气、充气血、护心神、强健肺、祛寒湿、调脾胃、通经络、养护肝、增强免疫力 10 个日常养生保健常见的热门主题，每册书都图文并茂，通俗易懂，是兼顾不同年龄、不同人群的趣味科普读物。每册书分别介绍了以上 10 个主题所涉及的常用穴位、家常食物、常用中药、家用中成药等，并融汇食疗方、小验方等，轻松易学，照着书中的养生方法坚持去做，能够取得良好的养生保健效果。

本套丛书的编写得到了中医药领域诸多专家的大力支持，感谢湖南中医药大学、湖南医药学院、浙江中医药大学、中国中医科学院西苑医院、湖南中医药大学第一附属医院、上海中医药大学附属曙光医院、广西中医药大学第一附属医院、浙江省中医院、佛山市中医院、中和亚健康服务中心、谷医堂（湖南）健康科技有限公司等相关单位的支持与热情参与。由于时间仓促，书中有尚待改进和不足之处，真诚希望各位专家、读者多提宝贵意见，以便我们在后续修订时不断提高。

中华中医药学会治未病分会主任委员
湖南医药学院院长　何清湖

2024 年 2 月

前言

中医古籍《黄帝内经》这样描述肝："肝者，将军之官，谋虑出焉。"意思就是，肝脏是人体中的大将军，有谋略，可以协调脏腑，维护健康。

肝脏管理着人体气、血、水的流通，同时肝脏还是人体的排毒工厂。一旦肝脏受损，身体中的各个器官都无法正常工作，疾病就会乘虚而入。因此，中医讲百病之源，根在肝脏。

肝脏是个"沉默的器官"，当人们感觉到肝出了问题时，病往往已经不轻了。如果肝功能失常，肝气郁结，气血的运行就会受到影响，导致气滞血瘀而引发冠心病、高血压等。肝疏泄失常还会影响人的情绪，使人急躁易怒、心中烦闷。

由此可见，保持身心健康，首要任务就是对肝进行悉心呵护。基于此，我们编写了《养护肝》这本书。全书介绍了保养肝的重要穴位、护肝的常用食物和中药等，并将养肝食疗和运动调理相结合，有效养肝，助您拥有健康生活！

朱　嵘

2024 年 2 月

目 录

扫描二维码
有声点读新体验

一 认识肝经
强健体魄、调畅情志的经络

二 补养肝血 19 招
肝血足，气色好，精神足

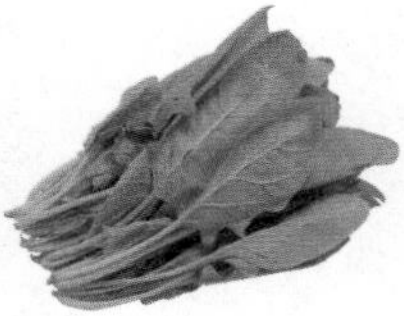
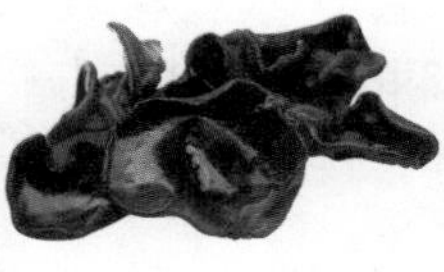
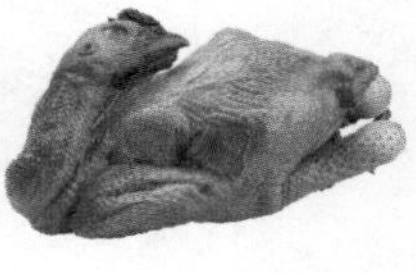

三 疏肝理气 19 招
不抑郁，不生气，不焦虑

四 清肝火 19 招
平抑肝阳，还身体一片“清凉”

五 活血化瘀 19 招

不瘀不堵，全身通畅，乐享长寿

六 男性养肝 18 招

肝肾同源，男人养肾先养肝

七 女性养肝 19 招
女人养颜，先养肝

八 四季养肝 20 招
顺时调养，肝脏好，有活力

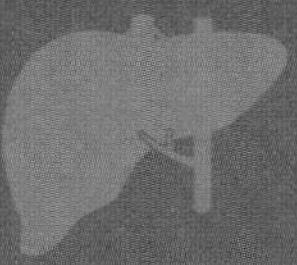

九 4种肝系病证的调理

有效养肝，远离疾病

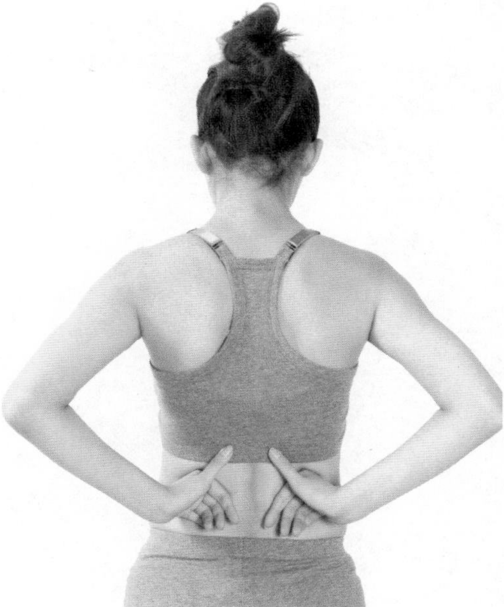

一

认识肝经

强健体魄、调畅情志的经络

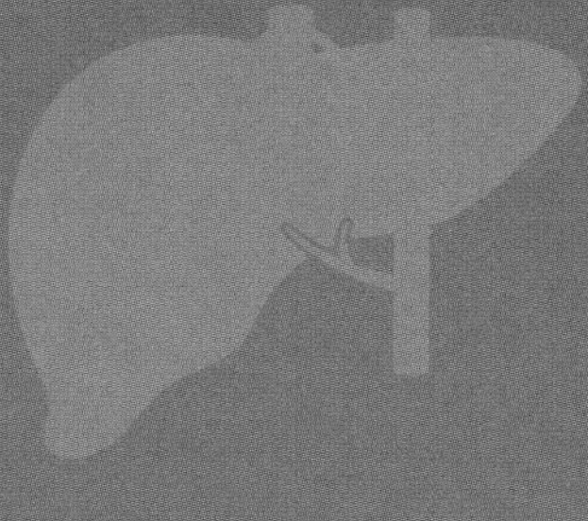

扫描二维码
有声点读新体验

足厥阴肝经

一经贯通众器官

足厥阴肝经简称“肝经”，它每侧虽然只有14个腧穴，却上下贯穿人体，与胃、肺、眼、喉、生殖器等多个脏器相互联络。中医学认为：“凡脏腑十二经之气化，皆必借肝胆之气化以鼓舞之，始能调畅而不病。”调畅肝经对气血正常运行有非常重要的作用，可以滋养体内五脏六腑，维持各脏腑器官的正常功能活动。

循行路线

肝经的主干起于足大趾外侧，沿足背内侧经过内足跟、小腿及大腿内侧一路上行至大腿根部，之后绕过阴部进入小腹，并向上走至胸胁部与肝及胆连接，上行经眼至头顶。它还有两条分支，一支从眼周向内下行至面颊、嘴唇附近，另一支从肝发出，向上与肺经相连接。

主治疾病

本经腧穴主治肝胆病、神经系统病、妇科病、前阴病，以及经脉循行部位的其他病症，如腰痛、胸满、呃逆、遗尿、小便不利、疝气、小腹痛等。

足厥阴肝经穴位图

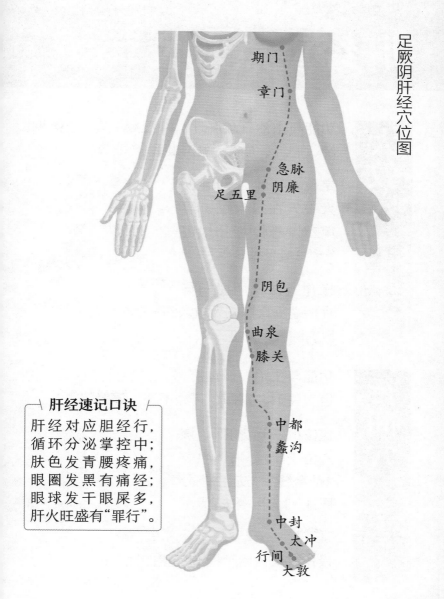

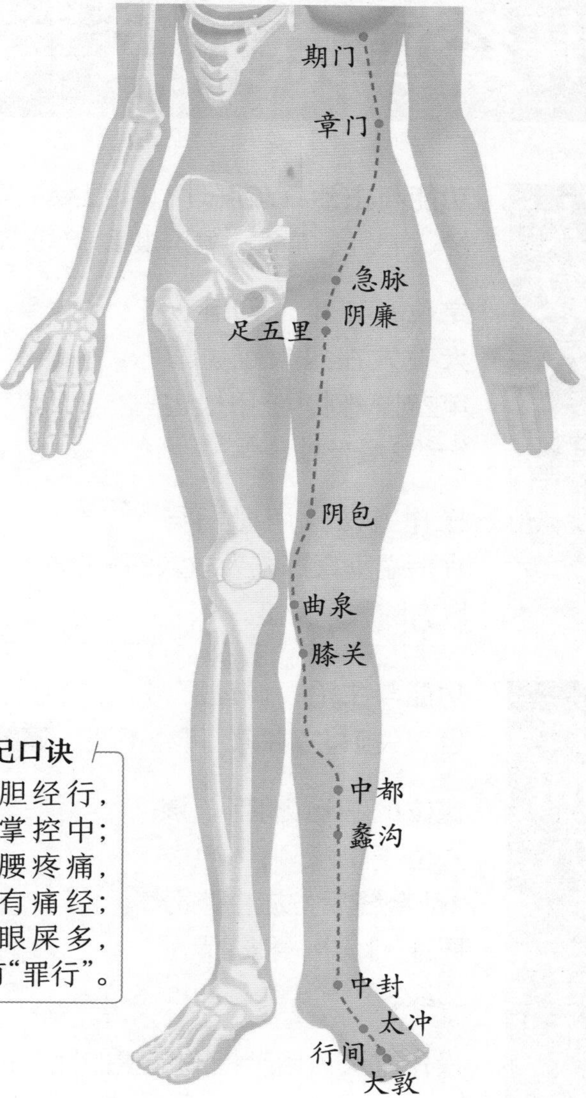

肝经速记口诀

肝经对应胆经行，
循环分泌掌控中；
肤色发青腰疼痛，
眼圈发黑有痛经；
眼球发干眼屎多，
肝火旺盛有“罪行”。

肝经重点穴位

大敦穴

常用主穴
疝气的

功能与主治：疏肝理气，温经散寒。主治闭经、痛经、崩漏、更年期综合征等。

定位：正坐或仰卧，大敦穴在足大趾（靠第2趾一侧）趾甲根边缘约2毫米处。

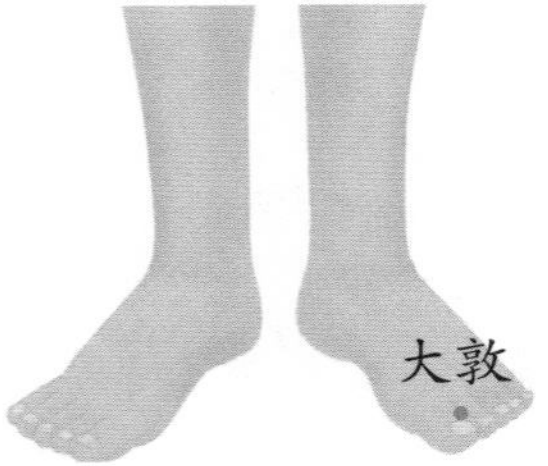

操作方法：用拇指与食指端垂直掐按大敦穴1~3分钟，力量柔和，以有酸胀感为度。

行间穴

常用主穴
癫痫的

功能与主治：调理肝肾。主治目赤肿痛、青盲、失眠、癫痫、月经不调、痛经等。

定位：正坐或仰卧，该穴位于足背侧，第1、2趾合缝后方赤白肉分界处凹陷中，稍靠大趾边缘。

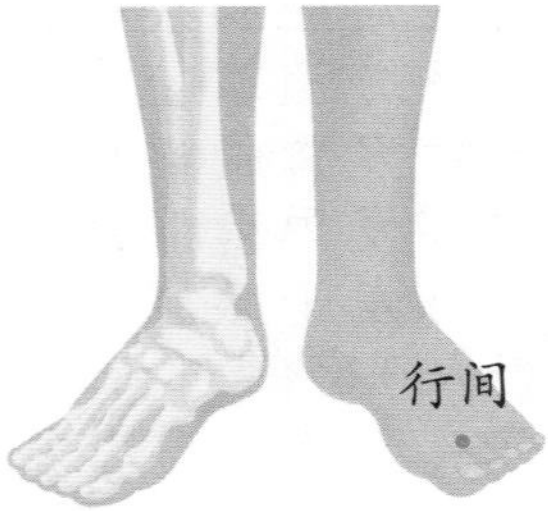

操作方法：用手指的指腹按揉穴位。

太冲穴

祛斑的常用主穴

功能与主治：疏肝利胆，息风宁神。主治头痛、眩晕、目赤肿痛、口眼㖞斜、腹胀、呃逆、行走困难、月经不调、小儿惊风等。

定位：在足背部，从第1、2趾间沿第1跖骨内侧向小腿方向触摸，摸到第1个凹陷处即是太冲穴。

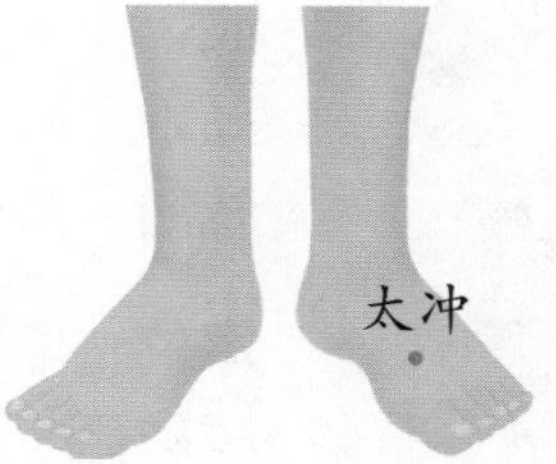

操作方法：用拇指或食指指腹按压太冲穴1~3分钟，以有酸胀感为度。

蠡沟穴

外阴瘙痒的常用主穴

功能与主治：疏肝理气，调经止带。主治外阴瘙痒、阳强、月经不调、带下等症。

定位：取正坐或仰卧位，先在内踝尖上5寸的胫骨内侧面上作一水平线，胫骨内侧面的中央即是。

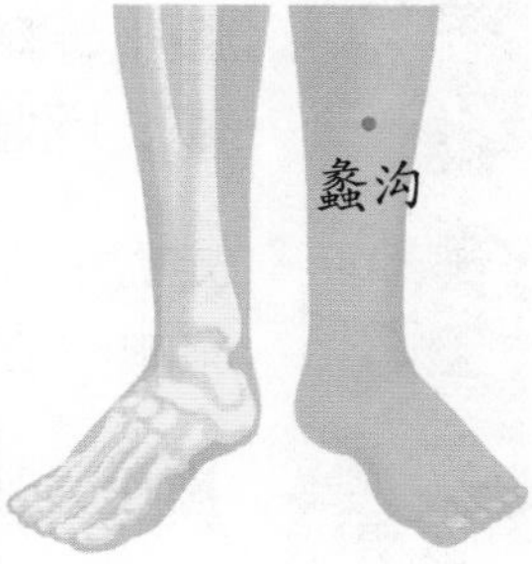

操作方法：用手指的指腹按揉穴位。

章门穴

腹痛的常用主穴

功能与主治：

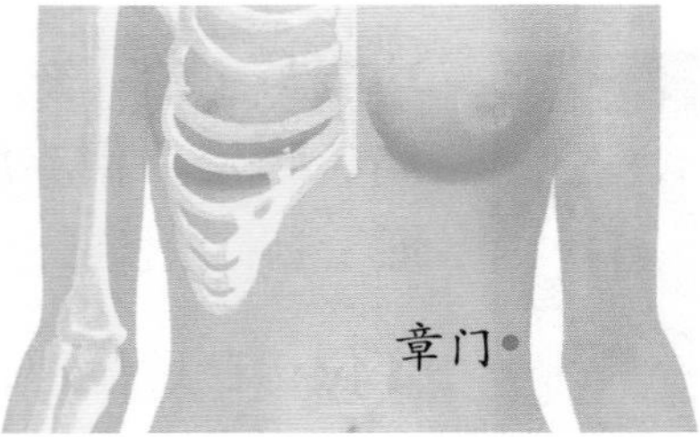

疏肝健脾，化积消滞。主治腹痛、腹胀、泄泻、胁痛、高血压、胸闷肢倦、腰脊酸痛等。

定位：取平卧位，在侧腹部，先找到第11肋游离端，即肋弓下的第1个游离肋骨，该肋骨游离端的下方，即为章门穴。

操作方法：用手指的指腹按揉穴位。

期门穴

胸胁胀痛的常用主穴

功能与主治：

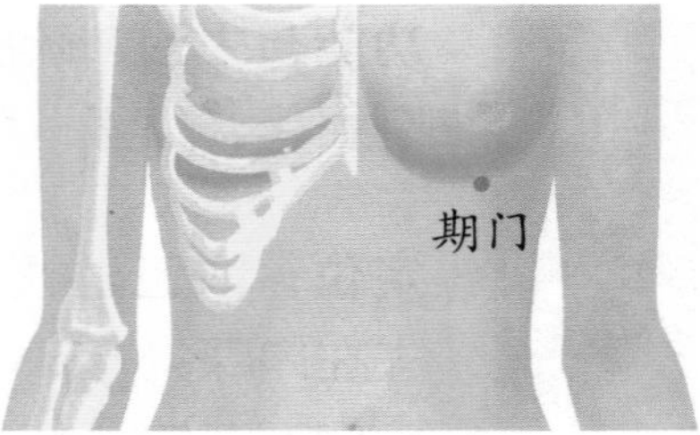

疏肝清热，调畅情志。主治腹胀、胸胀、打嗝、呕吐等。

定位：该穴位于胸部，当乳头直下，第6肋间隙，前正中线旁开4寸。

操作方法：用手指的指腹按揉穴位。

二

补养肝血 19 招

肝血足，气色好，精神足

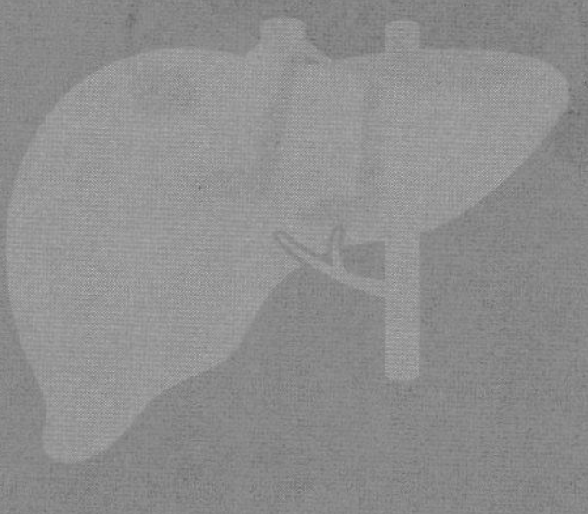

扫描二维码
有声点读新体验

肝血亏虚的表现有哪些

测一测：你是否肝血亏虚

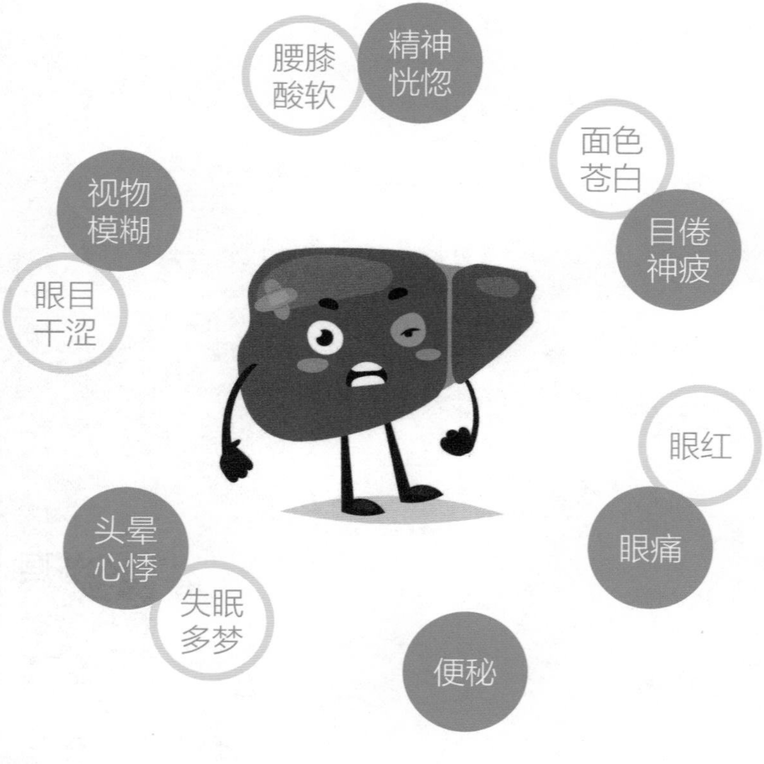
腰膝
酸软
精神
恍惚
面色
苍白
视物
模糊
目倦
神疲
眼目
干涩
眼红
头晕
心悸
眼痛
失眠
多梦
便秘

补养肝血：3大常用穴位

按揉血海穴

取穴原理	血海具有生新血的作用，补血养肝。
功效主治	补血益气。主治月经不调、痛经、闭经、股内侧痛、皮肤湿疹等，经常按摩可使气血充盈，面色红润。
穴名由来	“血”，气血的血；“海”，海洋。本穴善治各种血证，犹如聚血重归于海。

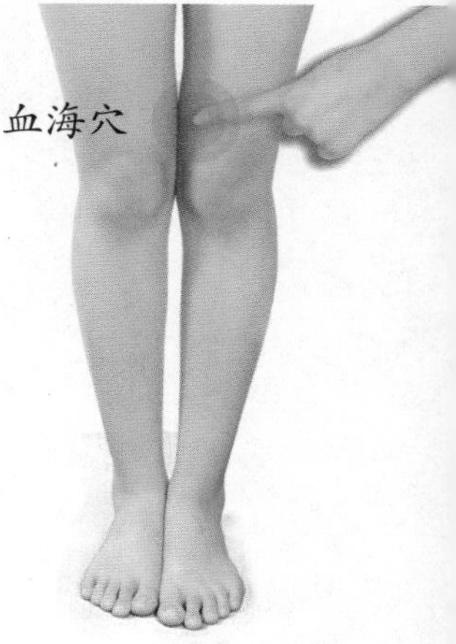

操作方法

将食指放在血海穴所在处，对其进行按揉。每次可按揉3~5分钟，以有酸胀感为宜，可坚持长期按摩。

定位

本穴在股前区，髌底内侧端上2寸，股内侧肌隆起处。

按压气海穴

取穴原理 按揉气海可补气，即取气能生血之义。

功效主治 温养益气，益肾固精，可以强壮身体、延年益寿。

穴名由来 “气”，元气；“海”，海洋。穴在脐下，为人体元气之海，故名“气海”。

操作方法

用拇指或食指指腹按压气海穴3~5分钟，力度适中。

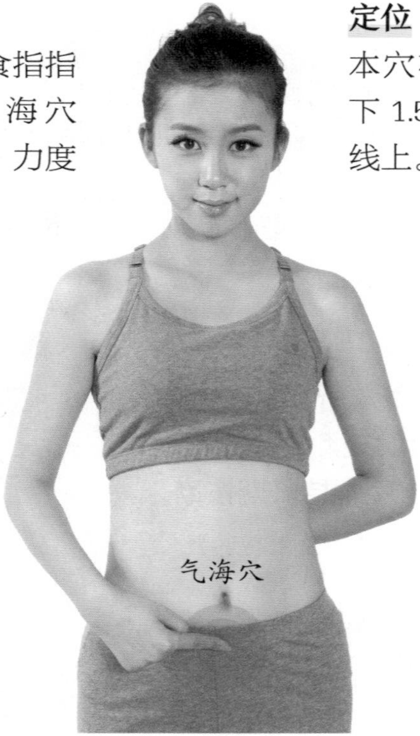

定位

本穴在下腹部，脐下1.5寸，前正中线上。

按揉关元穴

取穴原理 关元穴属任脉，适当刺激能补肾培元、温阳益气。

功效主治 补中益气，温肾固精，可调节内分泌，治疗生殖系统疾病。

穴名由来 “关”，关藏；“元”，元气。关元为关藏人身元气之处。

操作方法

用拇指指腹按揉关元穴，每次2~3分钟。

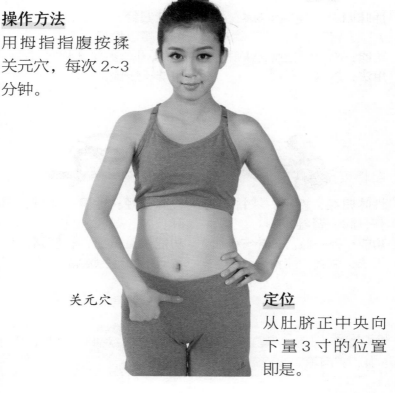

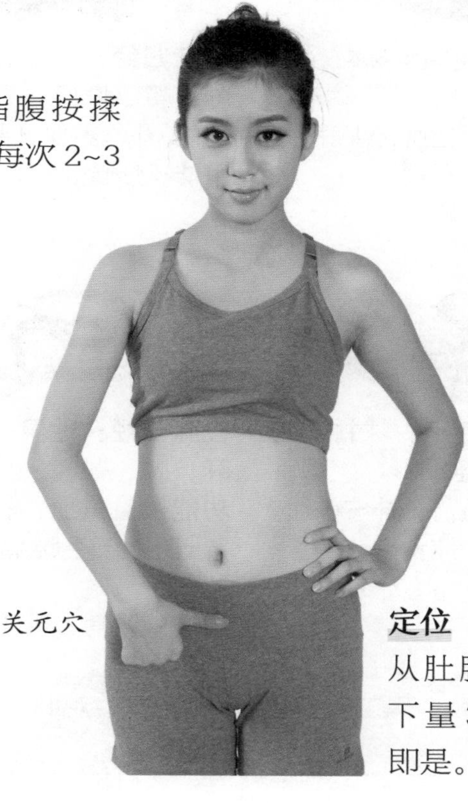

定位

从肚脐正中央向下量3寸的位置即是。

补养肝血：4 种家常食物

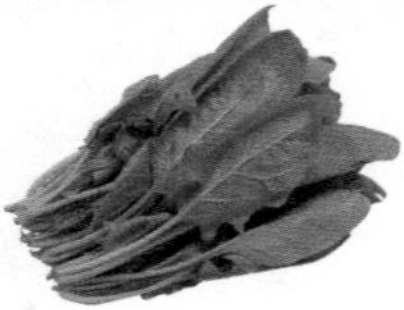

菠菜

性味归经： 性凉，味甘，归大肠、胃、肝经。

功能： 养血，止血，平肝。

用法： 炒食、煮食。

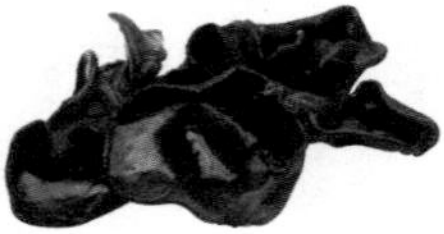

木耳

性味归经： 性平，味甘，归肺、胃、肝经。

功能 补气养血，保护心血管。

用法： 炒食、煮食。

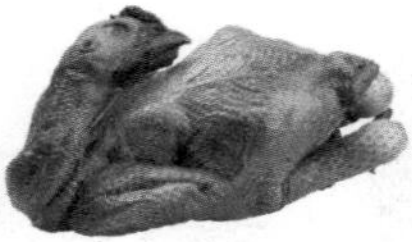

乌骨鸡

性味归经： 性平，味甘，归肝、脾、肾经。

功能： 补肝益肾，补气养血。

用法： 煮食、炖食。

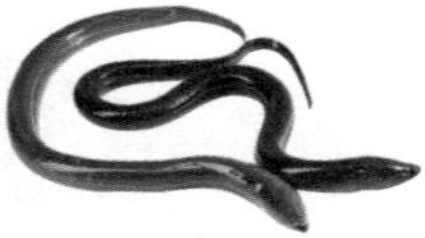

鳝鱼

性味归经： 性温，味甘，归肝、脾、肾经。

功能： 益气血，补肝肾。可调理虚劳性腰痛、肾虚阳痿等。

用法： 炒食、煮食。

其他常见食物： 黑芝麻、韭菜、海松子、鸡肝、乌贼、猪血、驴肉等。

补养肝血：4种常用中药

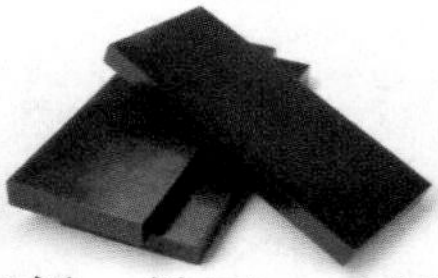

阿胶

性味归经： 性平，味甘，归肺、肝、肾经。

功效主治： 补血养阴。用于贫血、月经不调、产后血虚、崩漏等。

用法： 3~5克，煎服。

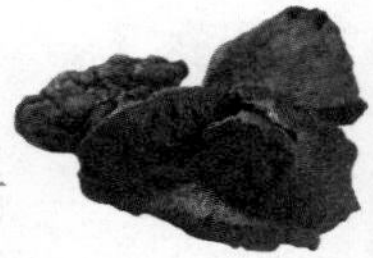

熟地黄

性味归经： 性微温，味甘，归肝、肾经。

功效主治： 养血滋阴，补精益髓。用于月经不调、须发早白、腰膝酸软、遗精等。

用法： 3~10克，煎服。

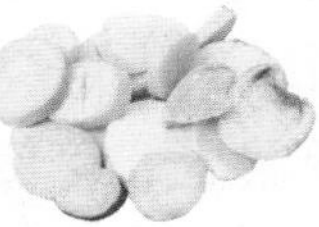

白芍

性味归经： 性微寒，味苦、酸，归肝、脾经。

功效主治： 养血敛阴，柔肝止痛。用于肝血亏虚所致的月经不调、腹痛等。

用法： 1~3克，煎服。

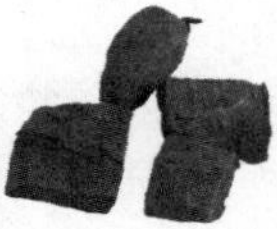

何首乌

性味归经： 性微温，味苦、甘、涩，归肝、心、肾经。

功效主治： 补益精血。用于精血亏虚所致的眩晕耳鸣、须发早白、腰膝酸软等。

用法： 3~5克，煎服。

其他常用中药： 鹿角胶、锁阳、桑椹等。

药食同源，补养肝血：2 道精选食疗方

红枣杞子乌鸡汤

补血益气

材料：净乌鸡1只，红枣20克，枸杞子10克。

调料：生姜20克，盐3克。

做法：

1 净乌鸡洗净，先放入沸水中汆烫，去掉血腥味。将红枣、枸杞子洗净，生姜洗净去皮，拍松。

2 将红枣、枸杞子、生姜纳入乌鸡腹中，放入炖盅内，加水适量，大火烧开，用小火炖至乌鸡肉熟烂后加盐即可食用。

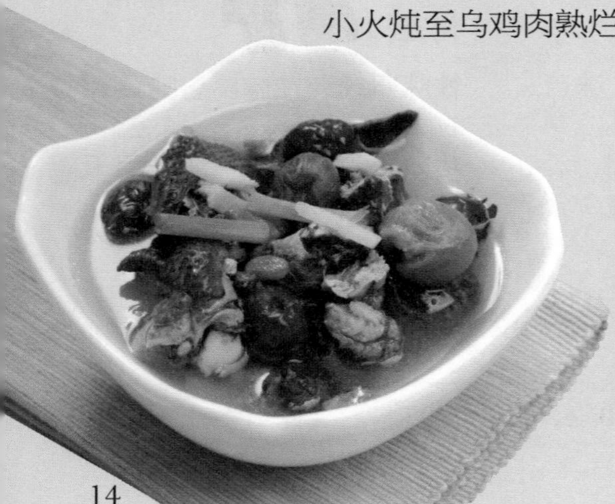

功效

乌鸡可益肾补肝；红枣可养血益气；枸杞子可补肾养颜。三者搭配食用，可补血益气，强健身体。

阿胶粥

补气养血

材料：糯米100克，阿胶30克，红糖10克。

做法：

1 阿胶清洗干净，捣碎；糯米淘洗干净，用水浸泡 4 小时。

2 锅置火上，倒入适量清水烧开，放入糯米大火煮沸，再转小火，待粥稠加入阿胶烊化，调入红糖即成。

功效

阿胶是补血圣品，可以平肝润肺；糯米与红糖也是补血佳品。三者搭配，补气养血的效果非常好。

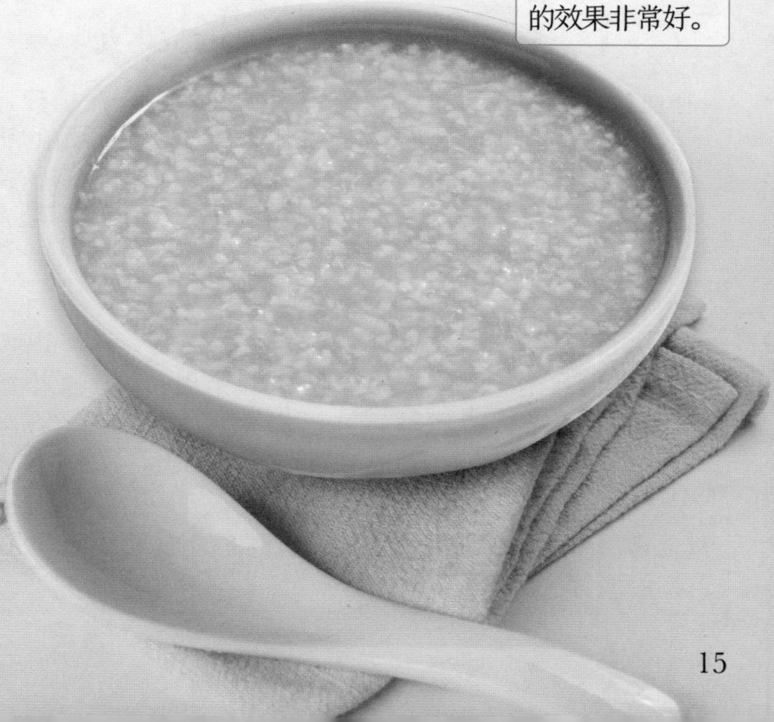

补养肝血：
6种家用中成药

1 回春如意胶囊

补血养血。用于体虚乏力、腰膝酸痛、阳痿早泄等。

2 补肾益脑片

补血生精。用于气血两亏，失眠健忘，腰腿酸软，耳鸣耳聋。

3 金鸡虎补丸

补气补血。用于水气凝滞，腰膝酸痛，夜尿频数，梦泄遗精。

4 山东阿胶膏

养血补血。用于气血不足所致的妇女崩漏、胎动不安等。

5 参茸卫生丸

补血益气，兴奋精神。用于气血两亏所致的筋骨无力、腰膝酸痛、梦遗滑精、崩漏不止等。

6 维血宁冲剂

补血活血。用于血小板减少症、白细胞减少症。

其他常用中成药：驴胶补血冲剂、阿胶补血口服液、活力苏口服液等。

三

疏肝理气 19 招

不抑郁，不生气，不焦虑

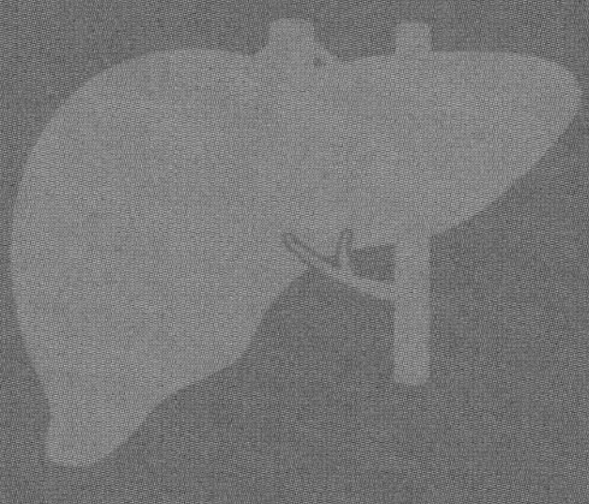

扫描二维码
有声点读新体验

肝气郁结的表现有哪些

测一测：你是否肝气郁结

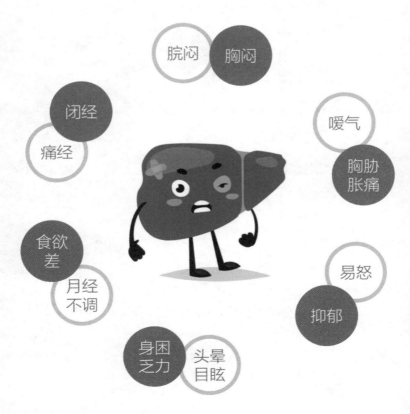

疏肝理气：3 大常用穴位

按压行间穴

取穴原理	按摩行间可疏肝解郁，调畅气血，改善肝功能。
功效主治	疏肝解郁，清热消肿，缓急止痛。主治目赤肿痛、失眠、月经不调、痛经、尿痛等。
穴名由来	“行”，运行；“间”，中间。穴位在第 1、2 跖趾关节的前方凹陷中，经气运行其间。

操作方法

一边用中指指腹按压行间穴，一边吐气，以有轻微疼痛感为宜，重复按压 2～3 分钟。

定位

本穴在足背，第 1、2 趾间，趾蹼缘后方赤白肉际处。

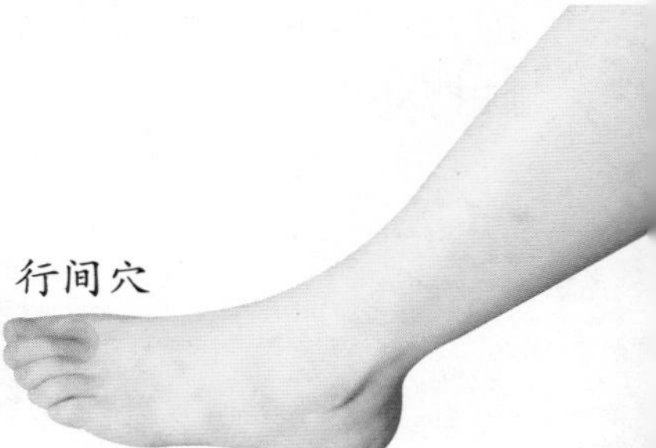

按揉太冲穴

取穴原理　太冲为肝经的原穴、输穴，五行属土，具有疏肝理气的作用。

功效主治　疏肝理气，清泄肝胆，清热泻火，疏经通络。主治头痛、眩晕、目赤肿痛、口眼㖞斜、腹胀、呃逆、月经不调等。

穴名由来　“太”，大；“冲”，冲盛。肝藏血，冲脉为血海，肝与冲脉相应，脉气合而盛大，故名。

操作方法

用拇指端由下往上垂直按揉太冲穴 1～3 分钟。

定位

本穴在足背，第 1、2 跖骨间，跖骨底结合部前方凹陷中，或触及动脉搏动。

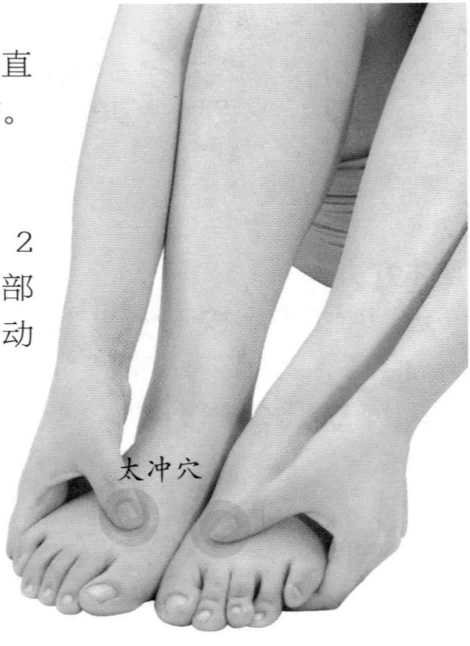

按揉期门穴

取穴原理	期门为肝的募穴，取之即可疏泄肝胆。
功效主治	健脾疏肝，理气活血。主治腹胀、胸胀、打嗝、呕吐等。
穴名由来	“期”，周期；“门”，门户。两侧胁肋如敞开的门户。

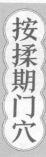

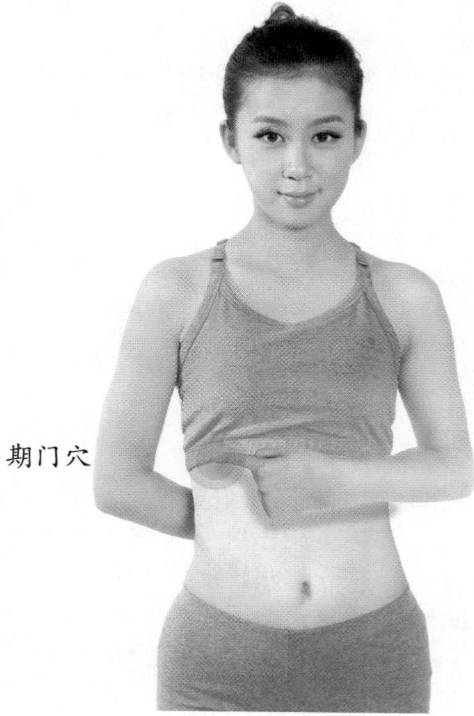

操作方法

用食指指腹每天按揉期门穴 2 次，每次约 200 下。

定位

本穴在胸部，第 6 肋间隙，前正中线旁开 4 寸。

疏肝理气：
4种家常食物

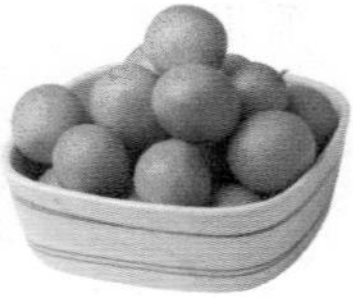

金橘

性味归经： 性微温，味辛、甘、酸，归肺、胃、肝经。

功能： 理气解郁，化痰止咳。用于肝郁气滞，胸胁胀闷或疼痛，咳嗽咳痰。

用法： 蜜渍、糖腌、生食、泡茶或煎汤。

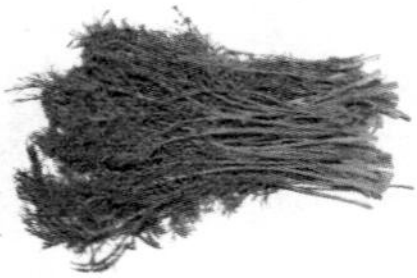

茴香菜

性味归经： 性温，味辛、甘，归肝、脾、胃经。

功能： 理气止痛，健胃和中。用于脘腹气滞，呃逆不安。

用法： 煎汤、绞汁或外敷。

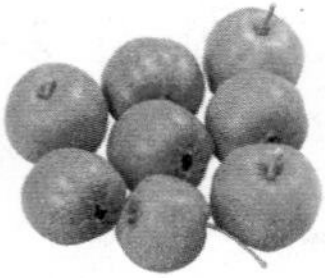

山楂

性味归经： 性微温，味酸、甘，归脾、胃、肝经。

功能： 消食健胃，化痰消滞，行气止痛。用于食积所致的脘腹胀痛、纳呆厌食，以及气滞血瘀之痛经、病理性闭经、产后腹痛等。

用法： 生食、煎食。

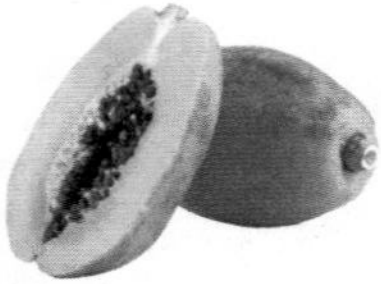

木瓜

性味归经： 性温，味酸，归肝、脾经。

功能： 疏肝和胃，通经活络。用于肝气犯胃引起的腹胀、腹痛、食欲缺乏等。

用法： 煎汤。

禁忌： 胃酸过多者不宜食用。

疏肝理气：4种常用中药

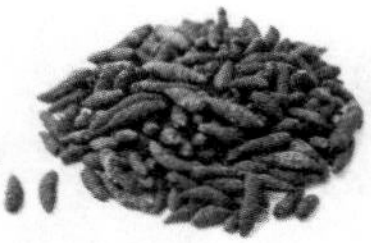

香附

性味归经：性平，味辛、微苦、微甘，归肝、脾、三焦经。

功效主治：疏肝解郁，理气调中。用于肝气郁结所致的胸胁胀痛、月经不调等。

用法：1～3克，煎服。

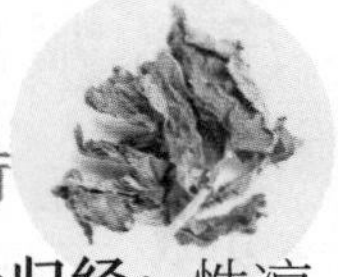

薄荷

性味归经：性凉，味辛，归肺、肝经。

功效主治：疏肝行气。用于外感风热或风温初起所致的发热头痛、胸胁胀闷等。

用法：0.5～1.5克，煎服。

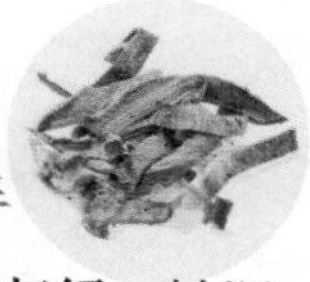

佛手

性味归经：性温，味辛、苦、酸，归肝、脾、胃、肺经。

功效主治：疏肝解郁，理气和中。用于肝胃不和所致的胁肋胀满、脘腹痞满等。

用法：1～3克，煎服。

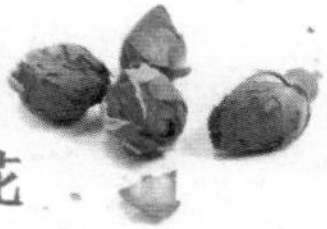

玫瑰花

性味归经：性温，味微苦、甘，归脾、肝经。

功效主治：用于肝郁气滞，瘀血阻滞所致的胁腹胀痛、月经不调等。

用法：1～3克，煎服。

其他常用中药：青皮、川楝子、香橼、娑罗子、梅花、月季花等。

药食同源，疏肝理气：2道精选食疗方

毛豆烧丝瓜

排毒养颜

材料：丝瓜250克，毛豆100克。

调料：香葱丝、姜末各5克，盐、水淀粉各适量。

做法：

1 毛豆洗净，焯水后捞出沥干；丝瓜洗净，去皮，切滚刀块。

2 油锅烧热，煸香葱丝、姜末，放毛豆，加清水煮10分钟。油锅烧热，下丝瓜块炒软，倒入毛豆，加盐，用水淀粉勾芡即可。

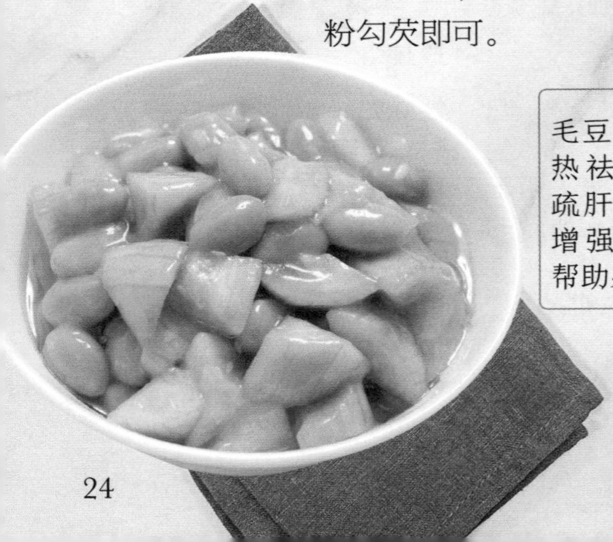

功效

毛豆和丝瓜搭配能清热祛痰、排毒养颜、疏肝、抗衰老，还能增强身体的抵抗力，帮助身体抗氧化。

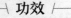

佛手养肝汤

理气化痰，疏肝健脾

材料：火腿片50克，佛手30克，天冬20克，党参10克，蜜枣1枚。

调料：葱、姜、食盐、香油各适量。

做法：

1 将佛手、天冬、党参、蜜枣放入药袋中备用；葱切段，姜切片。

2 锅中加入适量清水，将药袋放入水中，用大火煮沸，再用小火煮 1 小时左右，拿出药袋。

3 把火腿片、葱段、姜片放入药汁中，用大火煮熟后，加入食盐和香油即可。

温馨提示：本方应在医生指导下使用。

功效

这道汤能调畅肝气、益气活血，缓解肝病患者消化不良的症状。

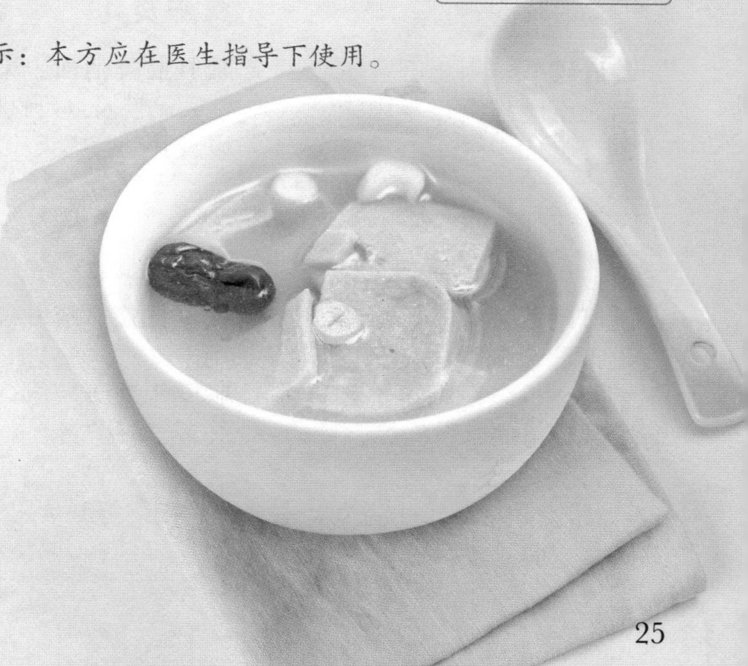

疏肝理气：6种家用中成药

1 小柴胡冲剂

清热解表，疏肝和胃。用于往来寒热、胸胁痞满、口苦咽干等。

2 沉香化气丸

疏肝理气。用于肝胃气滞之胸膈痞满、不思饮食等。

3 四逆散

疏肝理气。用于热厥手足不温、胸胁痞满、下痢腰痛，以及肝胃不和所致的胃痛、腹痛等。

4 加味逍遥散

疏肝清热。用于肝郁血虚、肝脾不和所致的两胁胀痛、月经不调等。

5 五灵丸

疏肝益脾活血。用于慢性活动性及迁延性肝炎，以及肝郁脾虚夹瘀证。

6 金嗓利咽丸

燥湿化痰，疏肝理气。用于咽部异物感、声带肥厚等属于痰湿内阻、肝郁气滞型者。

其他常用中成药：十香丸、左金丸、和络舒肝片、妇科十味片、利肝隆片等。

四

清肝火 19 招

平抑肝阳，还身体一片“清凉”

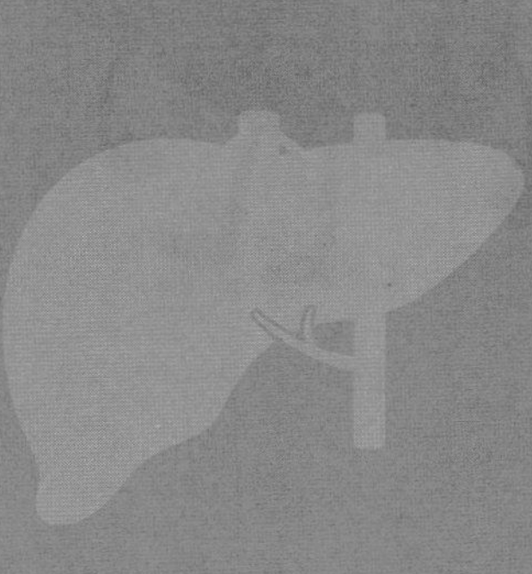

扫描二维码
有声点读新体验

肝火亢盛的表现有哪些

测一测：你是否肝火亢盛

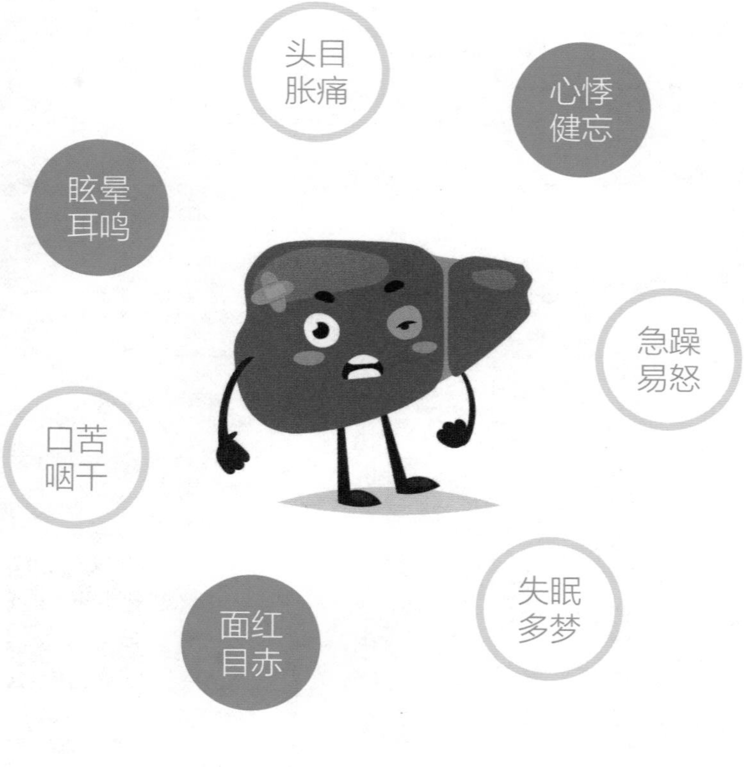

头目胀痛
心悸健忘
眩晕耳鸣
急躁易怒
口苦咽干
失眠多梦
面红目赤

清肝火：3大常用穴位

按揉大椎穴

取穴原理	大椎为督脉的穴位，具有清全身之热的功效。
功效主治	扶正祛邪，提高机体免疫力。主治感冒发热、颈椎病、扁桃体炎、痤疮等。
穴名由来	“大”，巨大；“椎”，椎骨。古称第1胸椎棘突为大椎，穴在其上方，故名。

操作方法

用拇指端按揉大椎穴3~5分钟，以有酸胀感为宜。

定位

本穴在颈后部，第7颈椎棘突下凹陷中，后正中线上。

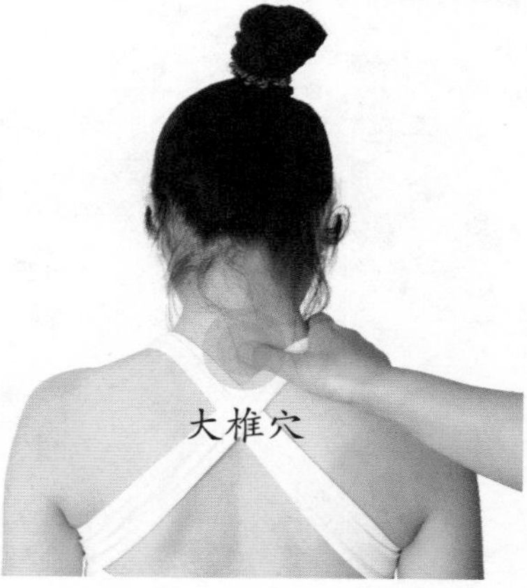

按压行间穴

取穴原理	按摩行间可疏肝解郁，调畅气血，改善肝功能。
功效主治	疏肝解郁，清热消肿，缓急止痛。主治目赤肿痛、青盲、失眠、月经不调、痛经、崩漏带下、小便不利、尿痛等。
穴名由来	“行”，运行；“间”，中间。穴位在第 1、2 跖趾关节的前方凹陷中，经气运行其间。

操作方法

一边用中指指腹按压行间穴，一边吐气，以有轻微疼痛感为宜，重复按压 2~3 分钟。

定位

本穴在足背，第 1、2 趾间，趾蹼缘后方赤白肉际处。

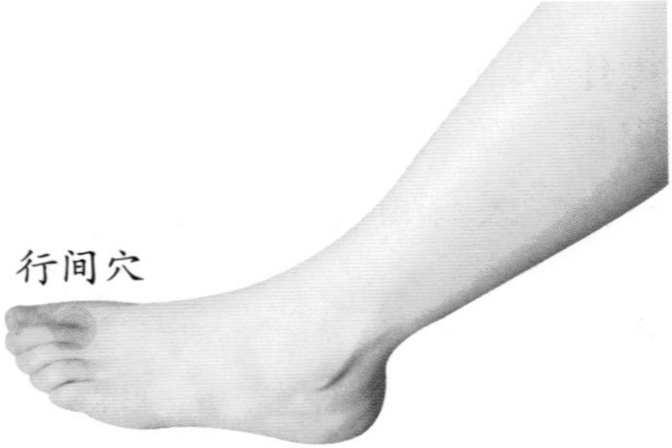

按揉曲池穴

取穴原理	按摩曲池穴可清热解表、调和气血，用于祛肝火。
功效主治	疏风清热，调和营卫。主治肩肘关节疼痛、高血压、荨麻疹、发热、咽痛、半身不遂、牙痛、月经不调等。
穴名由来	屈曲肘关节时，该处呈现一个凹陷，形似浅池，所以叫“曲池”。

操作方法

用拇指端按揉曲池穴3~5分钟，以有酸胀感为宜。

定位

将手肘内弯约成直角，用另一只手的拇指按压手肘横纹尽处凹陷即是曲池穴。

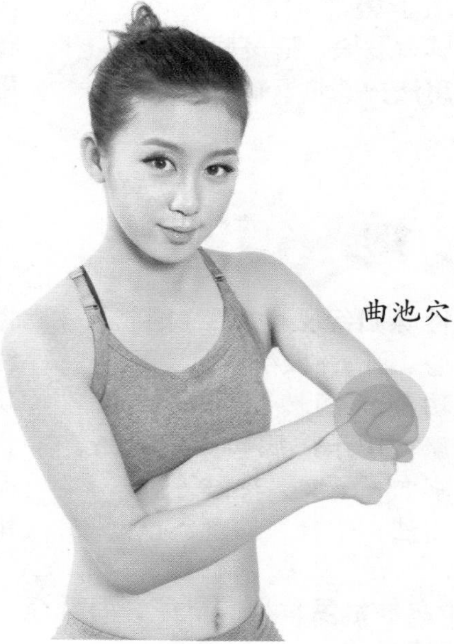

清肝火：4 种家常食物

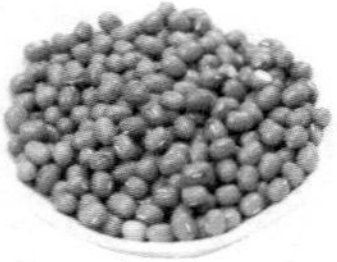

绿豆

性味归经： 性寒，味甘，归心、肝、胃经。

功能： 清热，消暑，利水。用于暑热烦渴、头痛目赤、感冒发热、疮疡痈肿等。

用法： 煮食、煎食。

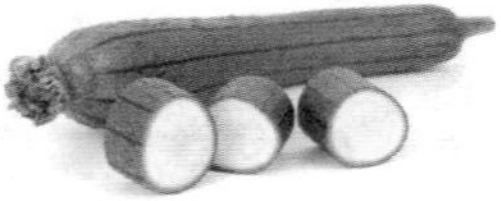

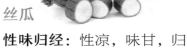

丝瓜

性味归经： 性凉，味甘，归肺、肝、胃、大肠经。

功能： 清热化痰，凉血解毒。用于热病身热烦渴、崩漏、带下、妇女乳汁不下等。

用法： 炒食、煮食。

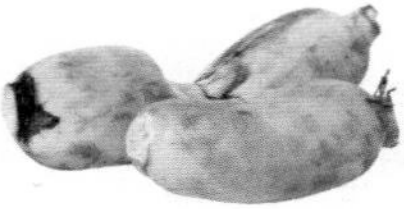

藕

性味归经： 性寒，味甘，归心、肝、脾、胃经。

功能： 清热生津，凉血散瘀。用于热病口渴、衄血、咯血、下血、热淋等。

用法： 生食、炒食、煮食。

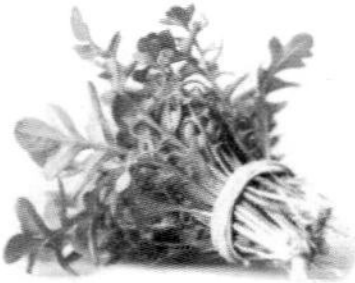

荠菜

性味归经： 性凉，味甘、淡，归肝、脾、膀胱经。

功能： 凉肝止血，平肝明目。用于目赤疼痛、赤白痢疾、肾炎水肿等。

用法： 蒸食、煮食。

其他常见食物：旱芹、海蜇等。

清肝火：
4 种常用中药

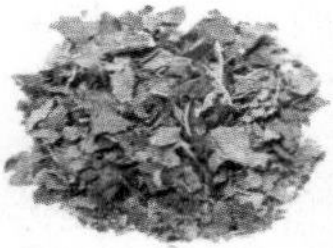

桑叶

性味归经： 性寒，味苦、甘，归肺、肝经。

功效主治： 平抑肝阳，清肝明目。用于外感风热或肝阳上亢所致的头晕头痛、目赤昏花等。

用法： 1～3克，煎服。

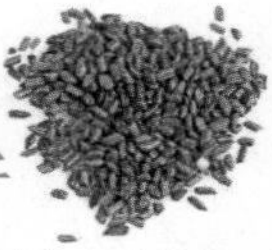

决明子

性味归经： 性微寒，味甘、苦、咸，归肝、大肠经。

功效主治： 清肝明目。用于肝经实火所致的目赤涩痛、羞明多泪、头痛眩晕、目暗不明等。

用法： 1～3克，煎服。

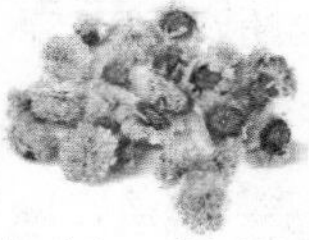

菊花

性味归经： 性微寒，味甘、苦，归肺、肝经。

功效主治： 平抑肝阳，清肝明目。用于外感风热或肝阳上亢所致的头痛眩晕、目赤肿痛、目暗昏花等。

用法： 3～5克，煎服。

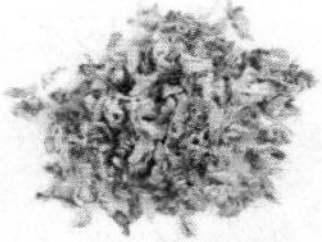

槐花

性味归经： 性微寒，味苦，归肝、大肠经。

功效主治： 凉血止血，清泻肝火。用于血热便血、痔疮下血、尿血、血淋、衄血等。

用法： 1～3克，煎服。

其他常用中药：夏枯草、菊苣、石决明、钩藤等。

药食同源，清肝火：2 道精选食疗方

蛋皮拌荠菜

清泻肝火

材料：荠菜250克，鸡蛋2个。

调料：蒜末5克，盐2克，香油10克，植物油适量。

做法：

1 荠菜洗净，入沸水中焯 30 秒，捞出，晾凉，切段；鸡蛋磕入碗内，打散。

2 煎锅置火上，倒入植物油烧至五成热，淋入蛋液煎成蛋皮。

3 蛋皮盛出，切条。取盘，放入荠菜段和蛋皮条，用蒜末、盐和香油调味即可。

功效

荠菜能清肝祛火；鸡蛋营养丰富。二者搭配食用有很好的养肝效果。

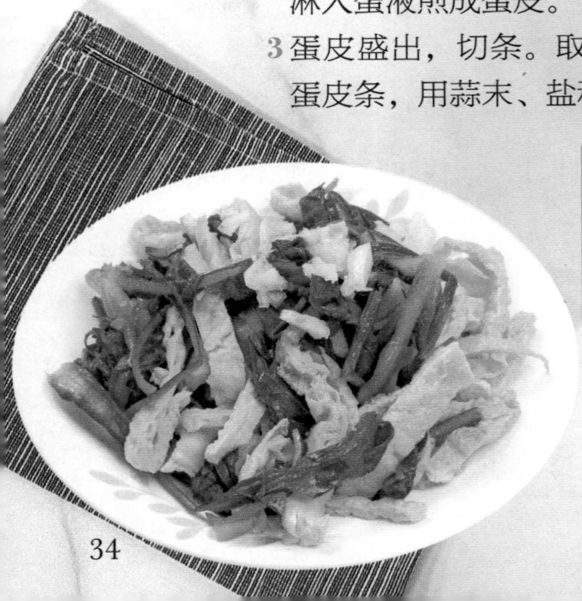

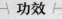

决明子桑菊饮

养肝明目

材料：决明子10克，菊花干品、枸杞子、桑叶干品各8克。

做法：

1 决明子、菊花、枸杞子、桑叶去杂质，洗净。

2 将这些材料一起放入砂锅中，倒入适量清水，煎煮约 5 分钟。

3 滤出汤水，代茶饮用即可。

功效

决明子具有清肝火、益肾、明目的作用，与菊花、枸杞子和桑叶搭配效果更好，还具有降脂降压作用。

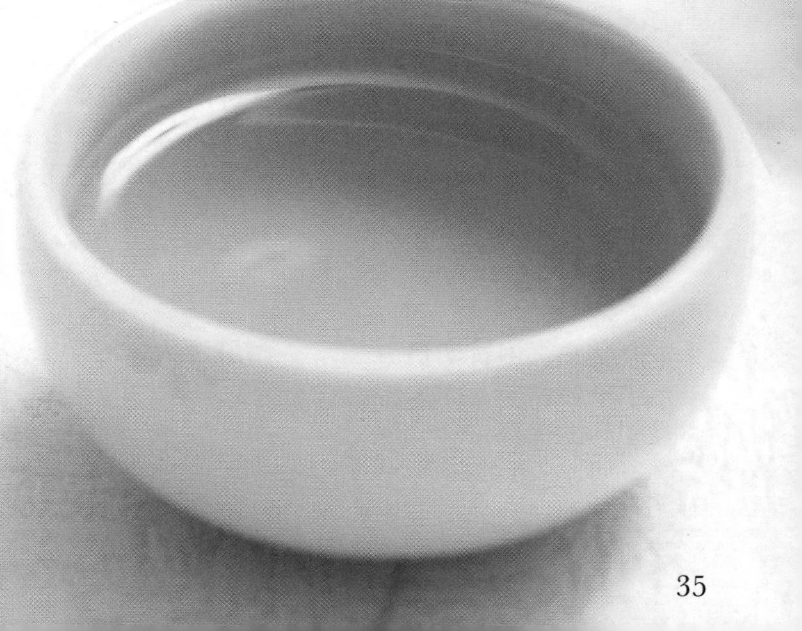

清肝火：
6 种家用中成药

1 山绿茶降压片

清热解毒，平肝潜阳。用于头晕目眩、头痛头胀，以及高血压、高脂血症等。

2 利肝片

清肝利胆。用于急（慢）性病毒性肝炎、胆囊炎及肝脏分泌功能障碍等。

3 石斛明目丸

平肝清热，滋肾明目。用于肝肾两亏，虚火上炎引起的夜盲昏花、视物不清、头晕目眩等。

4 龙胆泻肝丸

清肝胆，利湿热。用于肝胆湿热所致的头晕目赤、耳鸣耳聋、胁痛口苦等。

5 石斛夜光丸

清肝明目，滋阴补肾。用于肝肾两亏所致的内障目暗、视物昏花等。

6 耳聋丸

清肝泻火。用于上焦湿热，头晕头痛，耳聋耳鸣。

五

活血化瘀 19 招
不瘀不堵，全身通畅，乐享长寿

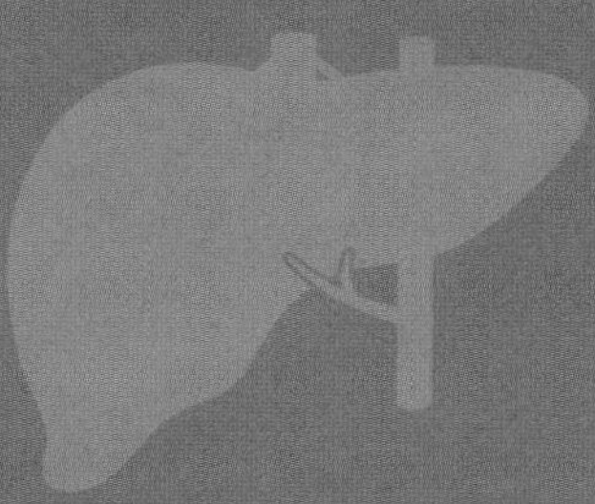

扫描二维码
有声点读新体验

肝血瘀滞的表现有哪些

测一测：你是否肝血瘀滞

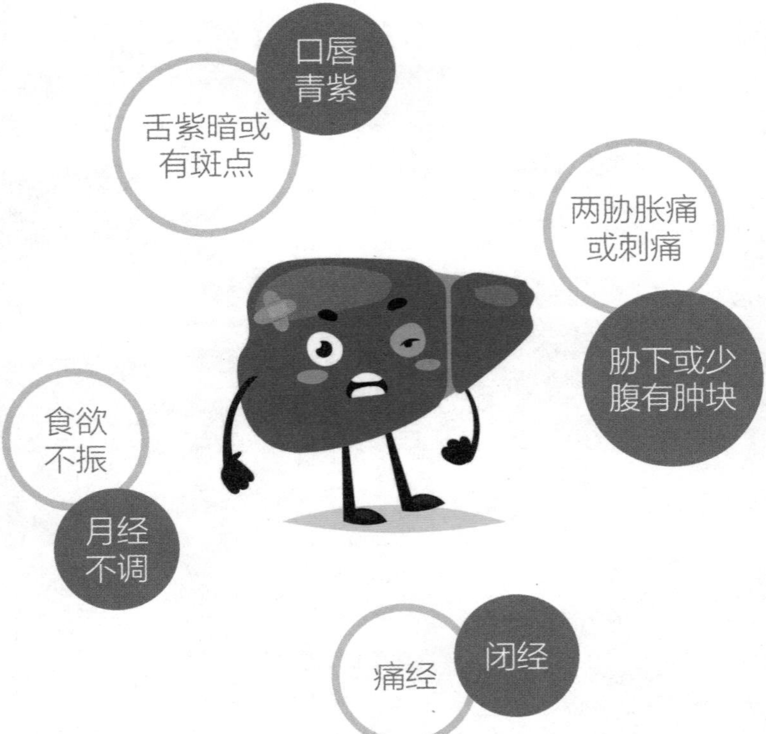

活血化瘀：3 大常用穴位

按揉血海穴

取穴原理	血海穴属于足太阴脾经，具有祛瘀生新的作用。
功效主治	调经统血，健脾化湿。主治月经不调、痛经、闭经、崩漏、股内侧痛、皮肤湿疹等。
穴名由来	“血”，气血的血；“海”，海洋。本穴善治各种血证，犹如聚血重归于海。

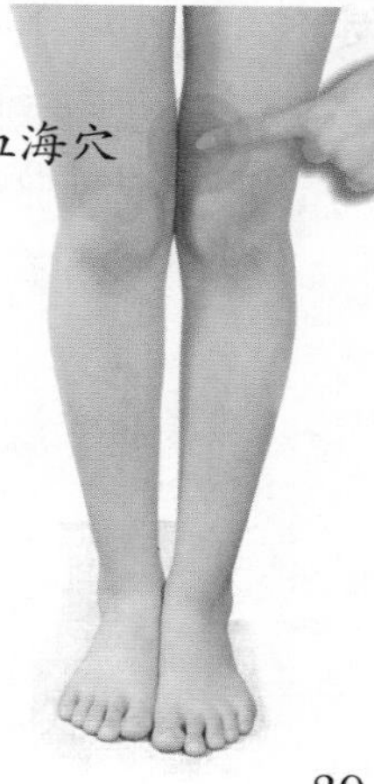

操作方法

将食指放在血海穴所在处，对其进行按揉。每次可按揉 3~5 分钟，以有酸胀感为宜，可坚持长期按摩。

定位

本穴在股前区，髌底内侧端上 2 寸，股内侧肌隆起处。

掐按三阴交穴

取穴原理	三阴交属于足太阴脾经，是肝、脾、肾经三经交会的穴位，具有调和气血、活血化瘀的功用。
功效主治	健脾利湿，兼调肝肾。主治带下、月经过多或过少、经前综合征、更年期综合征等。
穴名由来	“三阴”，指足之三阴经；“交”，指交会与交接。此穴为足太阴、足少阴、足厥阴三条阴经气血物质的交会处。

操作方法

用拇指掐按三阴交穴 20 次，两侧可同时进行。

定位

本穴在小腿内侧，内踝尖上 3 寸，胫骨内侧缘后际。

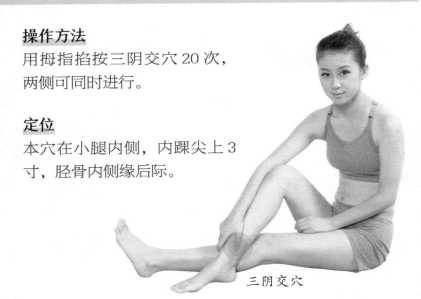

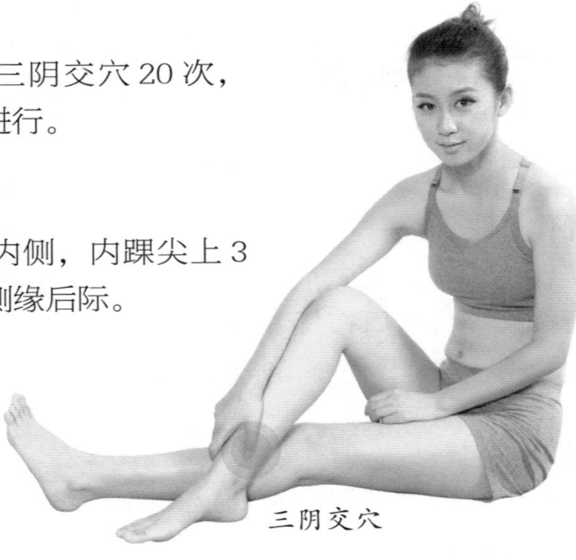

按揉合谷穴

取穴原理　按摩本穴可以促进血液循环，能在一定程度上起到活血化瘀的作用。

功效主治　镇静止痛，通经活络，清热解表。主治头面五官部疾病，缓解上肢、颈部、上腹部等部位的疼痛。

穴名由来　“合”，合拢；“谷”，山谷，指低陷如山谷处。此穴位于第 1、2 掌骨间，喻二骨相合，其凹陷处犹如山谷，所以称为“合谷”。

操作方法

用左手的拇指或食指上下按揉右手的合谷穴 200 下，再用右手的拇指或食指上下按揉左手的合谷穴 200 下。

定位

本穴在手背，第 2 掌骨桡侧的中点处。

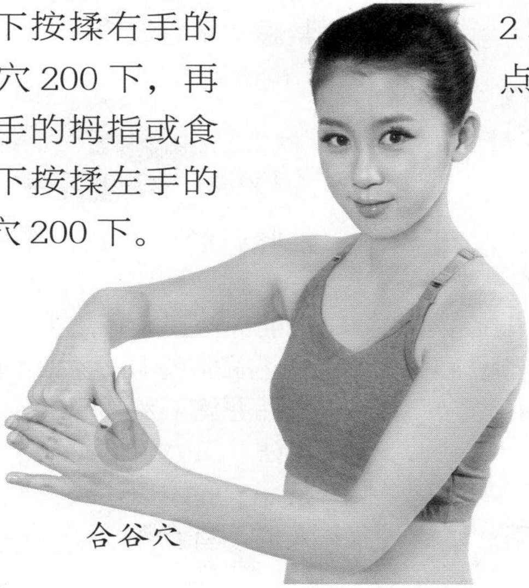

活血化瘀：
4 种家常食物

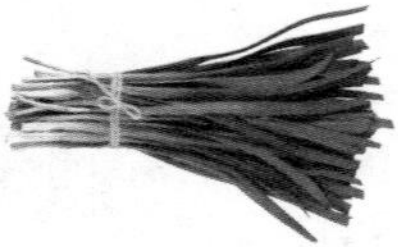

韭菜

性味归经： 性温，味辛，归肾、胃、肺、肝经。

功能： 行气，散瘀，温阳。用于肾阳亏虚，跌仆损伤。

用法： 炒食、煮食、蒸食。

禁忌： 阴虚内热者不宜食用。

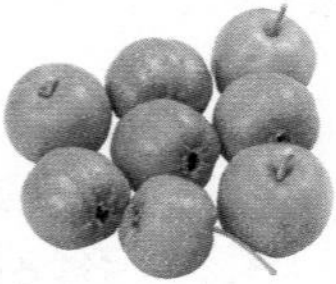

山楂

性味归经： 性微温，味酸、甘，归脾、胃、肝经。

功能： 活血散瘀，行气止痛。用于气滞血瘀之痛经、产后腹痛等。

用法： 生食、煎食。

禁忌： 孕妇慎食。

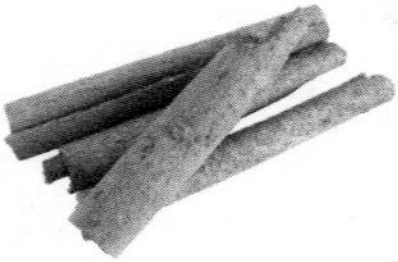

桂皮

性味归经： 性温，味辛、甘，归脾、胃、肝、肾经。

功能： 暖肝肾，散瘀消肿。用于脾胃虚寒之腹痛、寒痰、经闭、风湿病等。

用法： 煎汤。

禁忌： 阴虚火旺、里有实热者及孕妇不宜食用。

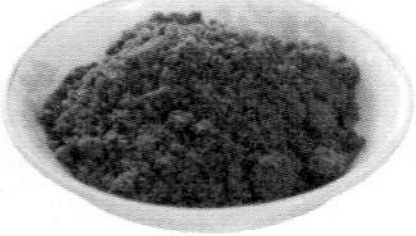

赤砂糖

性味归经： 性温，味甘，归肝、脾、胃经。

功能： 补脾缓肝，活血散瘀。用于脘腹冷痛、月经不调、产后恶露不绝等。

用法： 开水冲食。

禁忌： 消化不良、糖尿病等人群不宜食用。

活血化瘀：4种常用中药

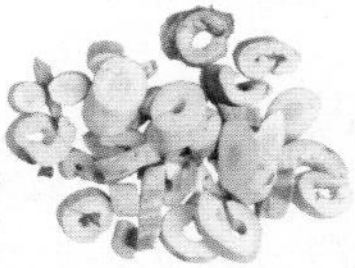

牡丹皮

性味归经： 性微寒，味苦、辛，归心、肝、肾经。

功效主治： 活血化瘀。用于热入营血所致的温毒发斑、痈肿疮毒、跌仆损伤等。

用法： 1～3克，煎服。

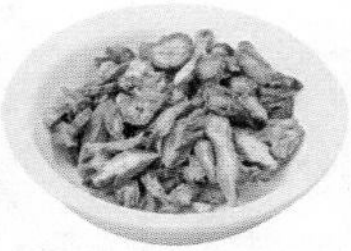

丹参

性味归经： 性微寒，味苦，归心、肝经。

功效主治： 活血化瘀。用于血瘀所致的月经不调、病理性闭经、痛经、创伤肿痛。

用法： 3～5克，煎服。

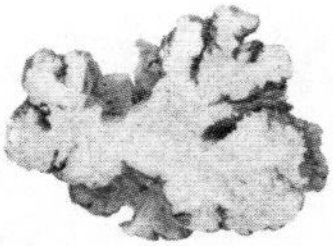

川芎

性味归经： 性温，味辛，归肝、胆、心包经。

功效主治： 活血行气止痛。用于气滞血瘀之月经不调、病理性闭经、痛经、产后腹痛、头痛眩晕等。

用法： 1～3克，煎服。

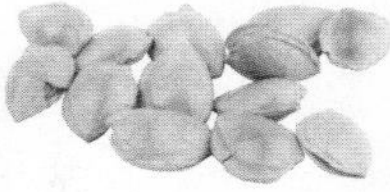

桃仁

性味归经： 性平，味苦、甘，归心、肝、大肠经。

功效主治： 活血祛瘀。用于瘀血阻滞所致的痛经、病理性闭经、产后瘀阻、跌打损伤等。

用法： 1～3克，煎服。

其他常用中药： 郁金、姜黄、鸡血藤、西红花等。

药食同源，活血化瘀：2道精选食疗方

韭菜鸡蛋盒子

滋补肝肾

材料：韭菜末200克，鸡蛋3个，面粉500克。

调料：盐、胡椒粉、味精、植物油各适量。

做法：

1 鸡蛋磕开，加盐打成蛋液，炒成块，盛出。将韭菜末、鸡蛋块、味精、盐、胡椒粉做成馅。

2 取面粉，加入温水，制成面团，醒发20 分钟，揉搓至无气泡，搓条，切作面剂子，擀成面皮，包入馅料，封口边，做成半月形生坯。

3 取平底锅，放适量植物油烧至五成热，下入生坯，煎至两面金黄即可。

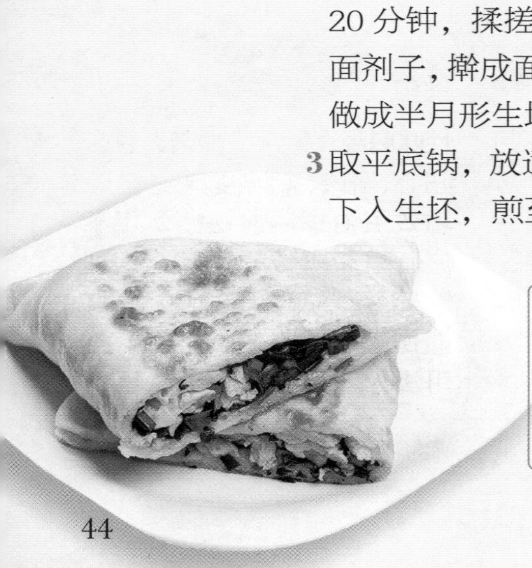

功效

韭菜可补脾胃、滋补肝肾、行气散瘀，和鸡蛋一起食用还可防治高血压、高脂血症等。

山楂橘子羹

护肝养胃

材料：山楂糕、橘子各250克。

调料：白糖、水淀粉各适量。

做法：

1 将山楂糕切成碎块；橘子去皮及核，并切成块。

2 锅置火上，加入适量清水，水沸后将山楂糕放入锅中煮 15 分钟，再放入白糖和橘子，水开后用水淀粉勾稀芡即可。

功效

山楂可开胃消食、行气活血；橘子可促进肝脏细胞代谢，保护肝脏。两者一起食用能调理肝脏疾病。

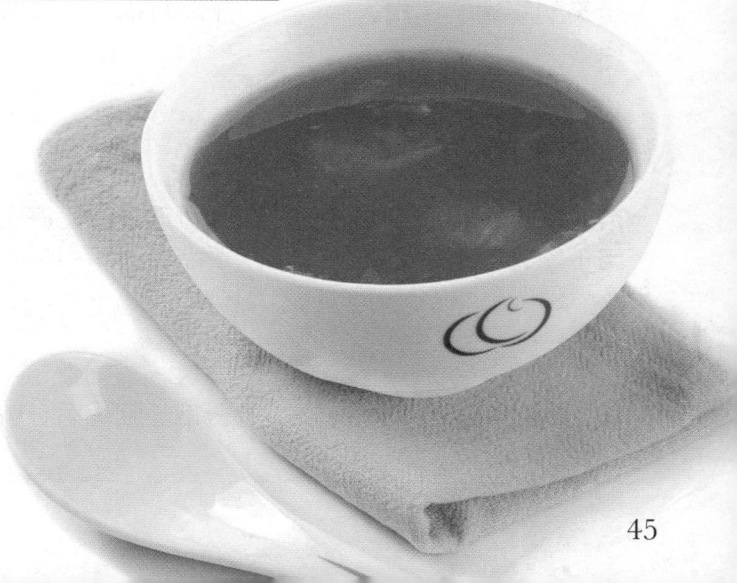

活血化瘀：6 种家用中成药

1 丹七片

活血化瘀。用于血瘀气滞之心胸痹痛、眩晕头痛、经期腹痛等。

2 元胡止痛片

活血祛瘀，理气止痛。用于胸胁痛、头痛、痛经等。

3 中华跌打丸

活血祛瘀，止血生肌。用于筋骨挫伤、新旧瘀伤、创伤出血等。

4 三七胶囊片

活血化瘀，生血止血。用于原发性血小板减少性紫癜。

5 云南白药胶囊

化瘀止血，活血止痛。用于跌打损伤、瘀血肿痛、吐血、崩漏下血等。

6 少腹逐瘀丸

活血调经，逐瘀生新。用于瘀血凝滞引起的经闭不行，淋漓不尽，经期胸胁胀痛，血色黑紫有块。

其他常用中成药：伤痛宁膏、九分散、回生第一散、止痛化癥胶囊等。

六

男性养肝 18 招

肝肾同源，
男人养肾先养肝

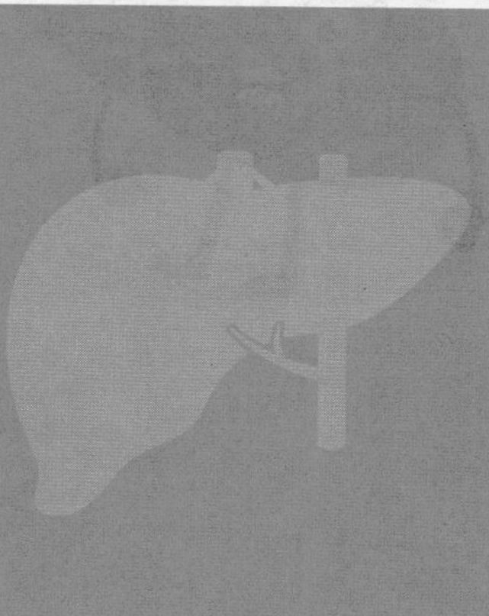

男性肝不好的表现有哪些

测一测：你是否肝不好

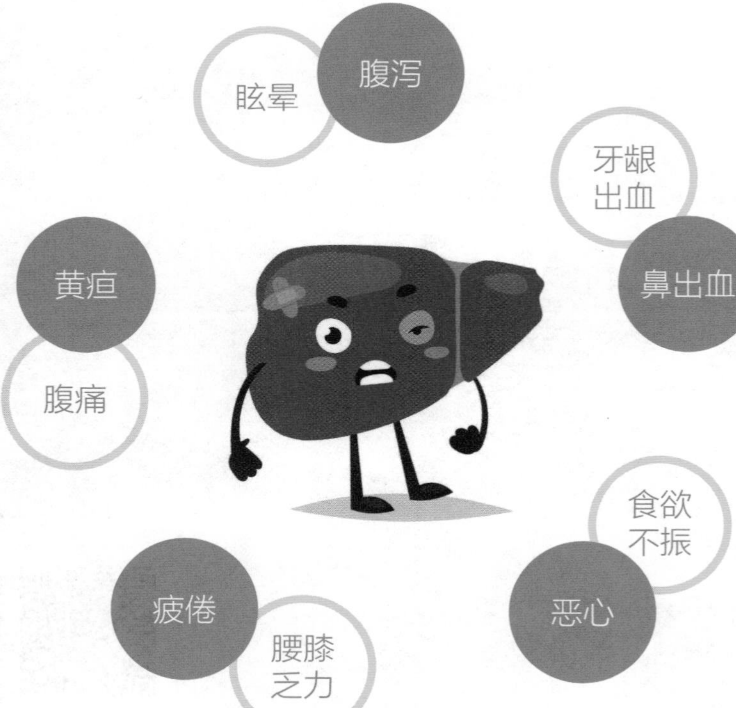
眩晕
腹泻
牙龈出血
黄疸
鼻出血
腹痛
食欲不振
疲倦
恶心
腰膝乏力

男性养肝：3 大常用穴位

按揉太冲穴

取穴原理	太冲为肝经的原穴、输穴，五行属土，具有疏肝理气的作用。
功效主治	疏肝理气，清泄肝胆，清热泻火，疏经通络。主治头痛、眩晕、目赤肿痛、腹胀、高血压、遗尿、下肢麻痹、脚肿等。
穴名由来	“太”，大；“冲”，冲盛。肝藏血，冲脉为血海，肝与冲脉相应，脉气合而盛大，故名。

操作方法

用拇指端由下往上垂直按揉太冲穴 1～3 分钟。

定位

本穴在足背，第 1、2 跖骨间，跖骨底结合部前方凹陷中，或触及动脉搏动。

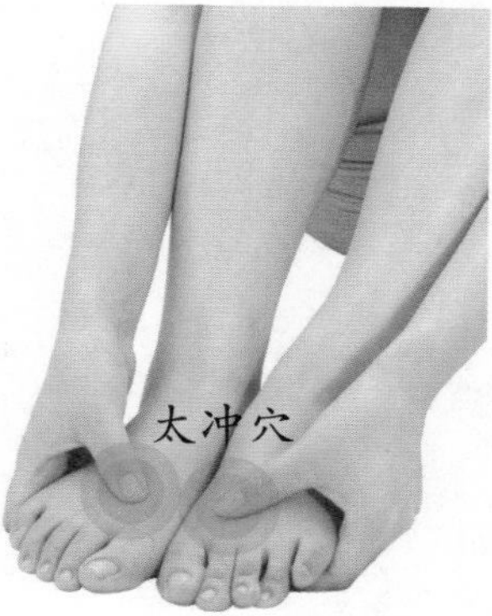

按压行间穴

取穴原理 按摩行间可疏肝解郁，调畅气血，改善肝功能。

功效主治 疏肝解郁，清热消肿，缓急止痛。主治目赤肿痛、青盲、失眠、小便不利、尿痛等。

穴名由来 “行”，运行；“间”，中间。穴位在第1、2跖趾关节的前方凹陷中，经气运行其间。

操作方法

一边用中指指腹按压行间穴，一边吐气，以有轻微疼痛感为宜，重复按压2~3分钟。

定位

本穴在足背，第1、2趾间，趾蹼缘后方赤白肉际处。

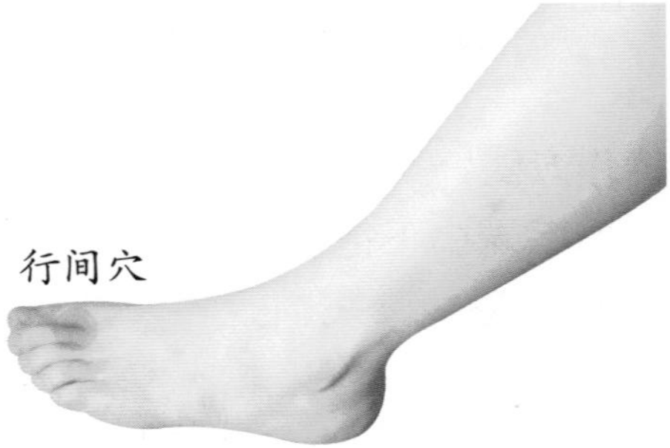

推按涌泉穴

取穴原理	按摩涌泉穴可激发肾经的经气，疏通肾经，调和肾脏的气血，调整和改善肾脏的功能活动。
功效主治	增强肾气，强筋壮骨。主治阳痿、遗精、失眠、耳鸣、鼻塞、头痛等，调整和改善肾脏功能。
穴名由来	“涌”，外涌而出也；“泉”，泉水也。该穴名意指体内肾经的经水由此外涌而出体表。本穴为肾经经脉的第一穴，它连通肾经的体内与体表经脉，肾经体内经脉中高温高压的水液由此外涌而出体表，故名。

操作方法

以食指指腹由下往上推按涌泉穴，每日早、晚，左右两侧各推按 1～3 分钟。

定位

5 个足趾向背侧屈曲，足底掌心前面（足底中线前 1/3 处）正中凹陷处即是。

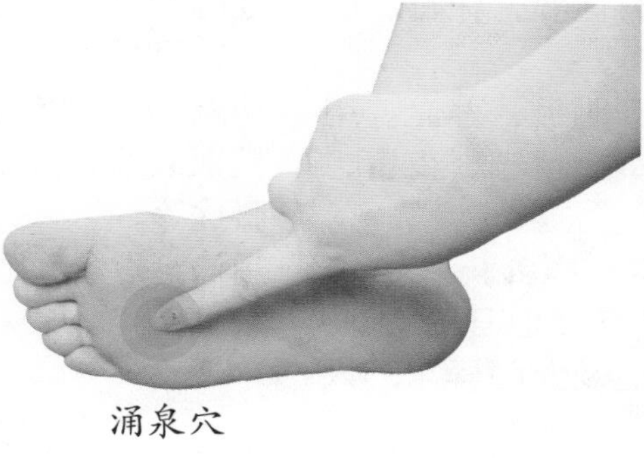

男性养肝：4种家常食物

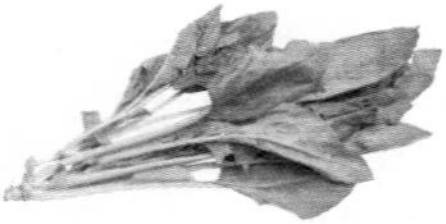

菠菜

性味归经：性凉，味甘，归大肠、胃、肝经。

功能：清热除烦，养肝明目。用于肝热引起的头晕目眩。

用法：凉拌、炒菜、煎汤。

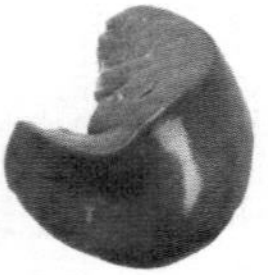

猪肝

性味归经：性温，味甘、微苦，归肝经。

功能：补肝明目，养血。用于血虚萎黄、目赤、夜盲、脚气等。

用法：炒菜、煮食。

禁忌：患有高血压、冠心病、肥胖症及血脂异常的人忌食猪肝。

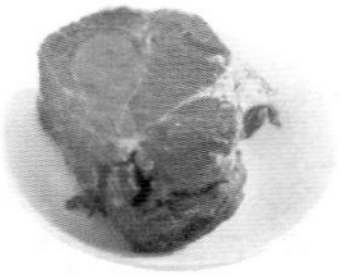

驴肉

性味归经：性平，味甘、酸，归心、肝经。

功能：补血益气，养心安神。用于劳损、风眩、心烦等。

用法：煮食。

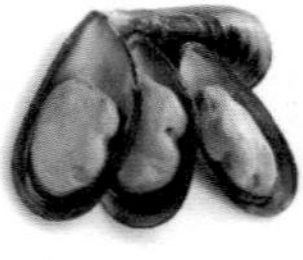

淡菜

性味归经：性温，味咸，归肝、肾经。

功能：补肝肾，益精血。用于精血衰少，吐血久痢，肠鸣腰痛等。

用法：煮食、煎汤。

男性养肝：3种常用中药

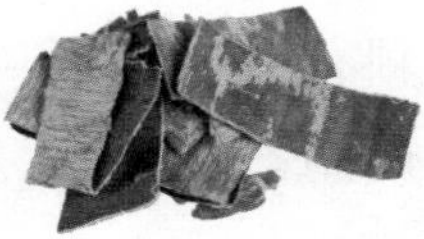

杜仲

性味归经： 性温，味甘，入肝、肾经。

功效主治： 补肝肾，强筋骨。用于肝肾不足引起的腰膝酸痛乏力、眩晕、小便频数等。

用法： 1~3克，煎服。

禁忌： 阴虚火旺者慎服。

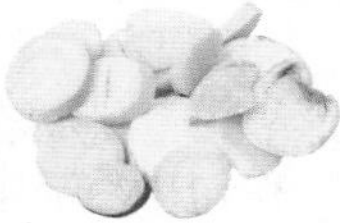

白芍

性味归经： 性微寒，味苦、酸，归肝、脾经。

功效主治： 柔肝止痛，平抑肝阳。用于肝阳亢盛引起的头痛、眩晕。

用法： 1~3克，煎服。

禁忌： 阳衰虚寒之病证不宜用；反藜芦。

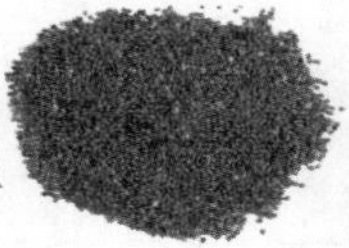

菟丝子

性味归经： 性平，味辛、甘，归肝、肾、脾经。

功效主治： 养肝明目，补肾固精。用于两目昏花。

用法： 3~5克，煎服。

禁忌： 阴虚火旺及小便不利者忌服。

小验方，大功效

菊花当归枸杞子酒
补肝强肾，明目

取枸杞子、菊花、当归、地黄各50克，一起倒进装有500毫升白酒的瓶子里，搅匀后盖好盖，泡15天左右即可。在医生指导下每天喝1~2次，平均每次饮用20~30毫升。

药食同源，养肝强肾：2道精选食疗方

核桃仁炒韭菜

滋阴养肝，润肠排毒

材料：韭菜200克，核桃仁50克。

调料：盐3克，植物油适量。

做法：

1 韭菜洗净，切段；核桃仁浸泡，沥干，放热油锅中翻炒至金黄色，盛出。

2 锅内留底油烧热，下韭菜段，炒至断生时加盐炒匀，倒入核桃仁翻炒几下即可。

功效

韭菜性温，能温肾助阳，益脾健胃，润肠排毒，还可以保护肝脏；核桃仁可以防治肝肾亏虚。二者搭配，具有补肾壮阳、润肠排毒的功效。

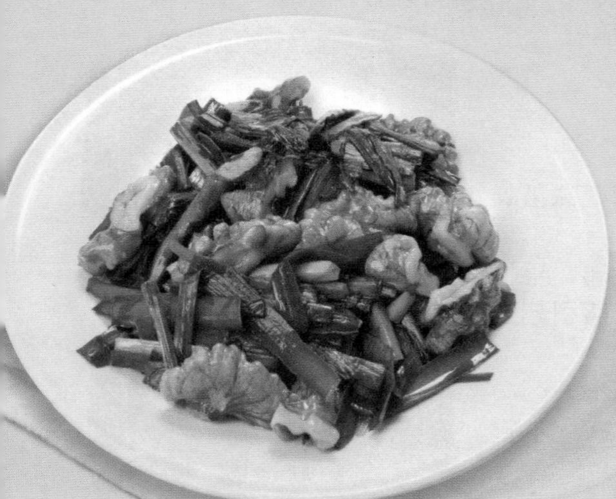

家常炒山药

健脾养肝

材料：山药100克，胡萝卜、黑木耳（泡发）各50克。

调料：葱末、姜末、香菜段各5克，盐2克。

做法：

1 胡萝卜洗净，切片；黑木耳洗净，撕成片；山药洗净，去皮，切片。

2 油锅烧热，爆香葱末、姜末，放胡萝卜片、山药片翻炒均匀，再加入黑木耳片炒熟，加盐调味，撒上香菜段即可。

功效

山药可以滋阴、健脾养胃；胡萝卜可以养肝明目；黑木耳有排出肠道毒素的作用。三者搭配可以健脾养肝。

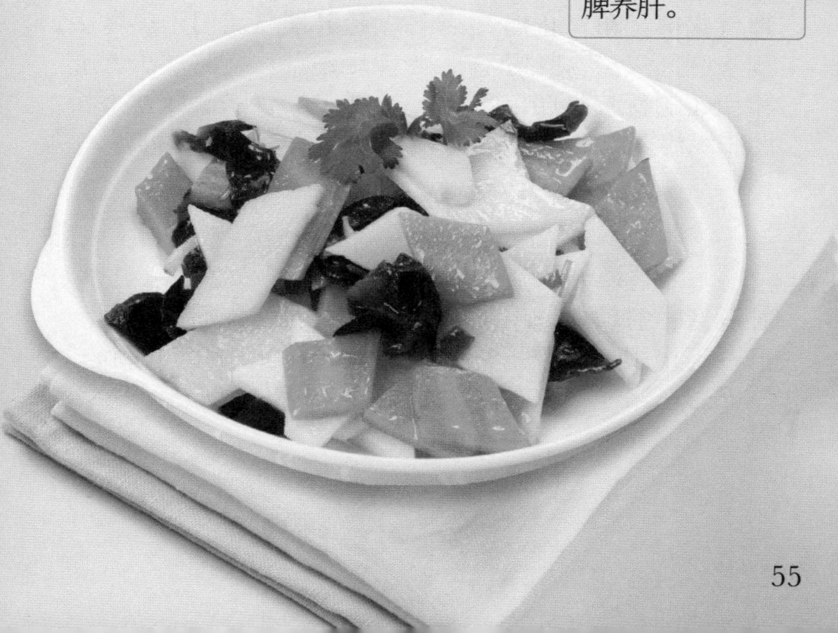

男性养肝：6种家用中成药

1 柴胡舒肝丸

疏肝理气，消胀止痛。用于肝气不舒，胸胁懑闷，食滞，呕吐酸水。

2 沉香舒气丸

理气化郁，和胃止痛。用于肝郁气滞、肝胃不和引起的胃脘胀痛，两胁胀满疼痛或刺痛。

3 鱼鳔丸

补肝肾，益精血。用于肝肾不足引起的腰膝酸软无力等。

4 六味地黄丸

滋阴补肾，兼益肝阴。用于肝肾阴虚引起的头晕、目眩、耳鸣盗汗等。

5 四逆散

疏肝理气。用于热厥手足不温、胸胁痞满、下痢腰痛，以及肝胃不和所致的胃痛、腹痛等。

6 杜仲冲剂

补肝肾，强筋骨。用于肝肾不足引起的腰痛、腰膝无力等。

七

女性养肝 19 招

女人养颜，先养肝

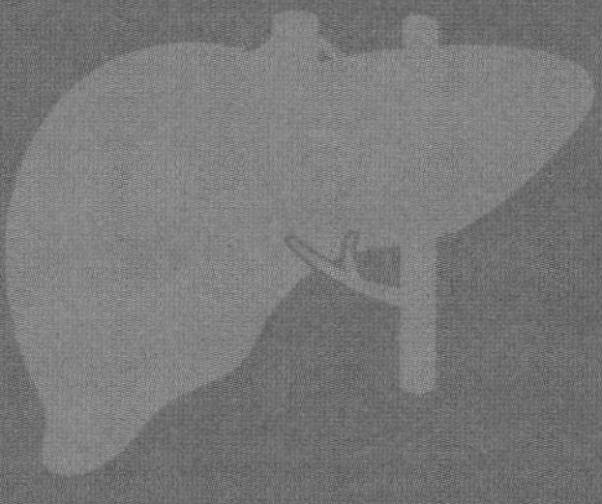

扫描二维码
有声点读新体验

女性肝不好的表现有哪些

测一测：你是否肝不好

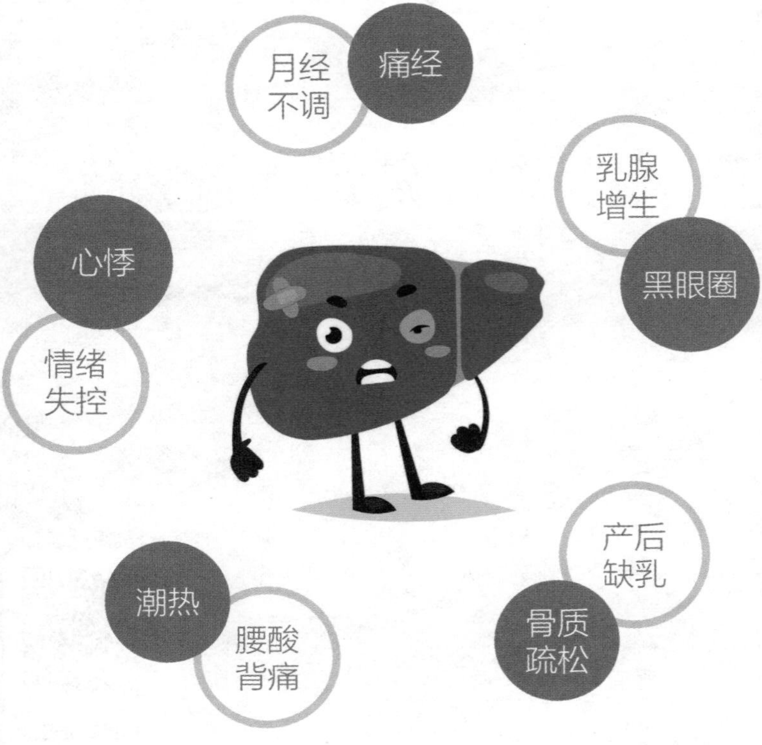

女性养肝：3 大常用穴位

按揉太冲穴

取穴原理	太冲为肝经的原穴、输穴，五行属土，具有疏肝理气的作用。
功效主治	疏肝理气，清泄肝胆，清热泻火，疏经通络。主治头痛、眩晕、目赤肿痛、腹胀、呃逆、月经不调等。
穴名由来	“太”，大；“冲”，冲盛。肝藏血，冲脉为血海，肝与冲脉相应，脉气合而盛大，故名。

操作方法

用拇指端由下往上垂直按揉太冲穴 1～3 分钟。

定位

本穴在足背，第 1、2 跖骨间，跖骨底结合部前方凹陷中，或触及动脉搏动。

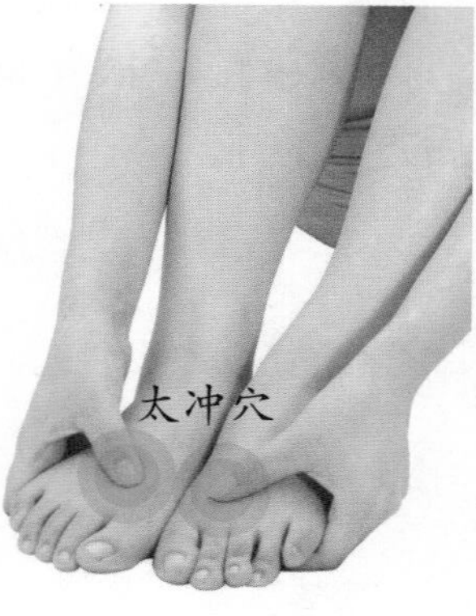

掐按大敦穴

取穴原理 大敦穴是足厥阴肝经上的主要穴位之一，它是肝经的起始处，对于调理肝经气血有重要作用。

功效主治 疏肝理气。主治闭经、痛经、崩漏、更年期综合征等。

穴名由来 “大”，指大趾；“敦”，敦厚。本穴在大趾外侧，肌肉敦厚，故名“大敦”。

操作方法

用拇指与食指端垂直掐按大敦穴 1~3 分钟，力量柔和，以有酸胀感为度。

定位

本穴在足趾，大趾末节外侧，趾甲根角侧后方 0.1 寸。

大敦穴

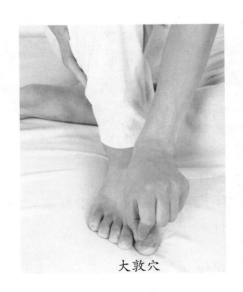

掐按三阴交穴

取穴原理	三阴交为三条阴经交会之处，脾化生气血，统摄血液，肝藏血，肾精生气血，按摩三阴交，可以起到调养气血的作用。
功效主治	健脾利湿，兼调肝肾。主治带下、月经过多或过少、经前综合征、更年期综合征等。
穴名由来	“三阴”，指足之三阴经；“交”，指交会与交接。此穴为足太阴、足少阴、足厥阴三条阴经气血物质的交会处。

操作方法

用拇指掐按三阴交穴 20 次，两侧可同时进行。

定位

本穴在小腿内侧，内踝尖上 3 寸，胫骨内侧缘后际。

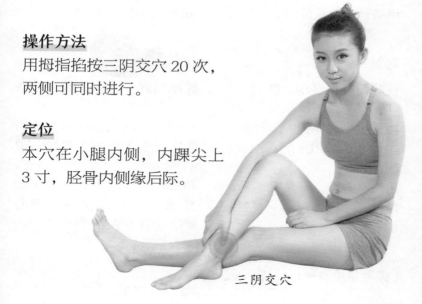

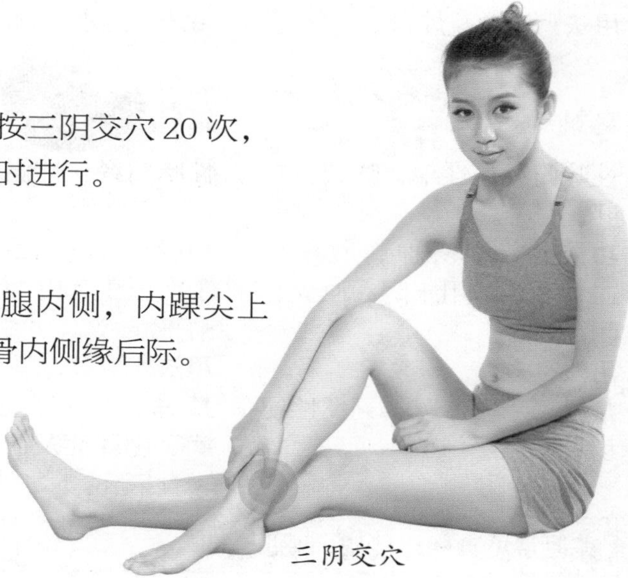

女性养肝：4种家常食物

乌骨鸡 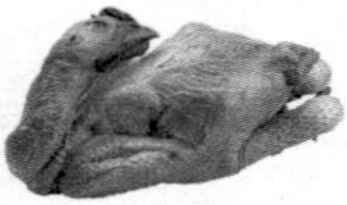

性味归经： 性平，味甘，归肝、脾、肾经。

功能： 补肝益肾，补气养血。用于虚劳羸瘦、久泻、带下等。

用法： 煮食、炖食。

乌贼 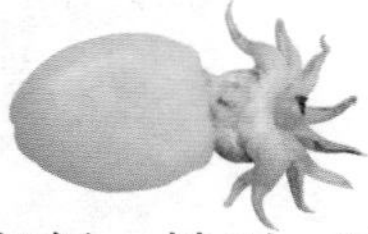

性味归经： 性平，味咸，归肝、肾经。

功能： 滋阴养血，收敛止血，通经。用于阴亏血少、闭经等。

用法： 煮食。

禁忌： 舌苔厚腻、习惯性便秘者忌。

赤砂糖 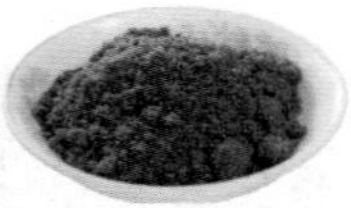

性味归经： 性温，味甘，归肝、脾、胃经。

功能： 补脾缓肝，活血散瘀。用于脘腹冷痛、月经不调、产后恶露不绝等。

用法： 开水冲食。

猪肝 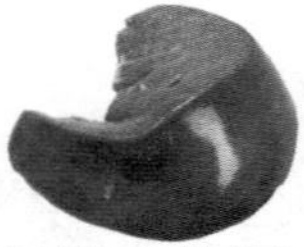

性味归经： 性温，味甘、微苦，归肝经。

功能： 补肝明目，养血。用于血虚引起的面色萎黄、眼睛干涩。

用法： 炒菜、煮食。

禁忌： 患有高血压、冠心病、肥胖症及血脂异常的人忌食猪肝。

其他常见食物： 桂皮、鸡肝等。

女性养肝：
4 种常用中药

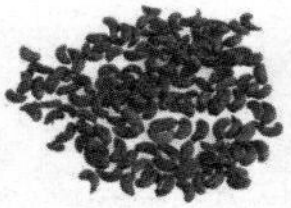

女贞子

性味归经： 性凉，味甘、苦，归肝、肾经。

功效主治： 补益肝肾，抗衰老。用于肝肾阴虚所致的腰膝软弱、疼痛拘挛等。

用法： 3～5克，煎服。

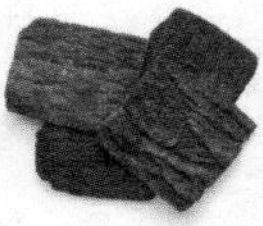

杜仲

性味归经： 性温，味甘，归肝、肾经。

功效主治： 补肝肾，强筋骨，安胎。用于肝肾不足，冲任不固所致的腰痛、胎动不安、头晕目眩等。

用法： 1～3克，煎服。

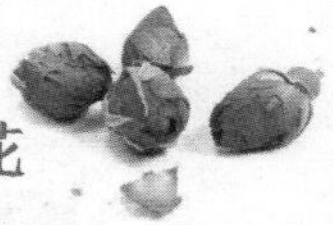

玫瑰花

性味归经： 性温，味微苦、甘，归脾、肝经。

功效主治： 疏肝解郁，活血止痛。用于肝郁气滞之胁腹胀痛、月经不调等。

用法： 3～5克，煎服。

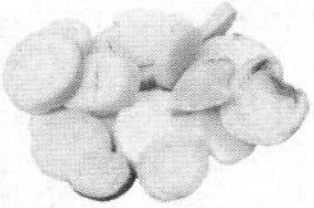

白芍

性味归经： 性微寒，味苦、酸，归肝、脾经。

功效主治： 养血敛阴，柔肝止痛。用于肝血亏虚或肝脾不调所致的面色萎黄、月经不调、胁痛、腹痛、头痛眩晕等。

用法： 1～3克，煎服。

其他常用中药： 阿胶、熟地黄、桑椹、香附等。

药食同源，养肝强肾：2 道精选食疗方

栗子炖乌鸡

滋补肝肾，补气养血

材料：栗子100克，乌鸡500克。

调料：葱段、姜片各5克，盐2克，香油适量。

做法：

1 将宰杀好的乌鸡洗净，切块；栗子去壳，取出栗子仁。

2 砂锅洗净，放入乌鸡块、栗子仁，加清水（以没过鸡、栗子仁为宜），加葱段、姜片小火炖 2 小时，加盐和香油调味即可。

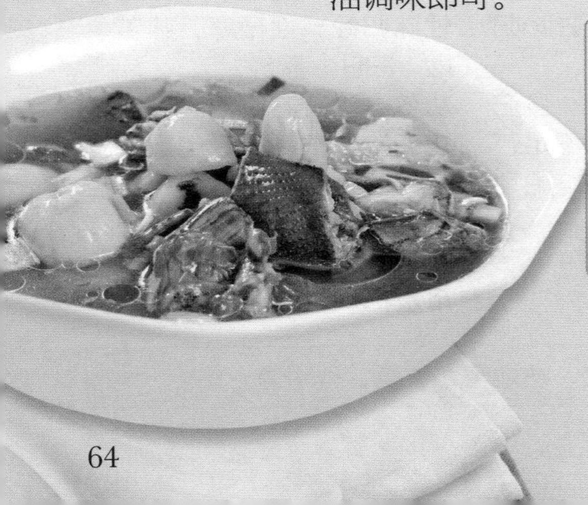

功效

栗子可以滋肝补肾；乌鸡可以平肝祛风、补气养血。二者搭配可以取得更好的滋肝补肾、补气养血的功效。

葱爆羊肉

温补肝肾

材料： 羊肉300克，大葱150克。

调料： 腌肉料（酱油、料酒各10克，淀粉或胡椒粉各少许），蒜片、料酒、酱油、醋各5克，香油少许，植物油适量。

做法：

1 羊肉洗净，切片，用腌肉料腌渍 15 分钟；大葱洗净，斜切成段。

2 锅置火上，倒入油烧热，爆香蒜片，放入羊肉片大火翻炒，约 10 秒后将葱段入锅，稍翻炒后先沿着锅边淋下料酒烹香，然后立刻加入酱油，翻炒一下，再沿锅边淋醋，滴香油，炒拌均匀，见大葱断生即可。

功效

葱爆羊肉补阳、强腰、健肾，适合体弱虚寒和腰膝酸软的人食用。

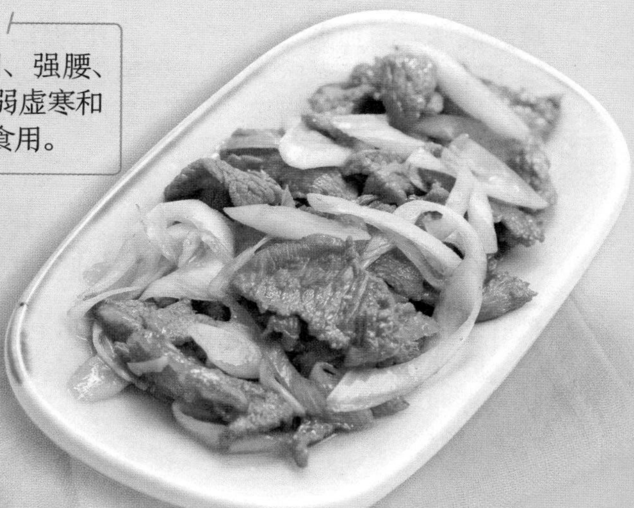

女性养肝：6种家用中成药

1 二至丸

补益肝肾，滋阴止血。用于肝肾阴虚之眩晕耳鸣、腰膝酸痛、月经过多等。

2 逍遥丸

疏肝健脾、养血调经。用于肝郁脾虚所致的胁痛、胃痛、郁证、月经不调、眩晕等。

3 加味逍遥散

疏肝清热。用于肝郁血虚、肝脾不和所致的两胁胀痛、头晕目眩、月经不调等。

4 柴胡舒肝丸

疏肝理气，消胀止痛。用于肝气不舒，胸胁憋闷，食滞，呕吐酸水。

5 妇宁康片

调补冲任，益气养血。用于妇女更年期综合征及月经不调等。

6 坤宝丸

滋补肝肾。用于妇女更年期综合征。

八

四季养肝 20 招

顺时调养，
肝脏好，有活力

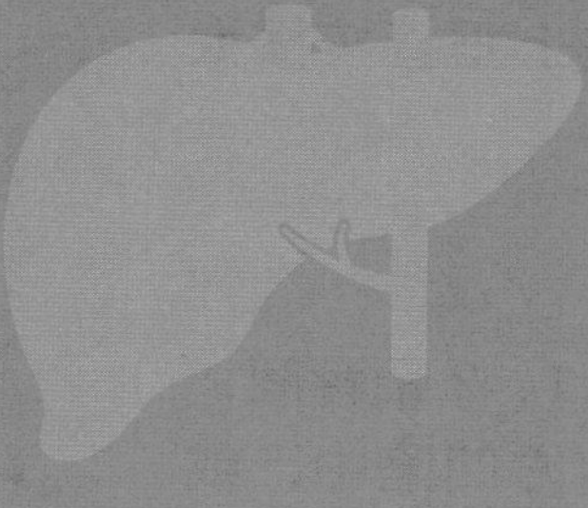

扫描二维码
有声点读新体验

四季养肝：3大常用穴位

按揉太冲穴

取穴原理	太冲为肝经的原穴、输穴，五行属土，具有疏肝理气的作用。
功效主治	疏肝理气，清泄肝胆，清热泻火，疏经通络。主治头痛、眩晕、目赤肿痛、腹胀、呃逆、月经不调等。
穴名由来	“太”，大；“冲”，冲盛。肝藏血，冲脉为血海，肝与冲脉相应，脉气合而盛大，故名。

操作方法

用拇指端由下往上垂直按揉太冲穴1~3分钟。

定位

本穴在足背，第1、2跖骨间，跖骨底结合部前方凹陷中，或触及动脉搏动。

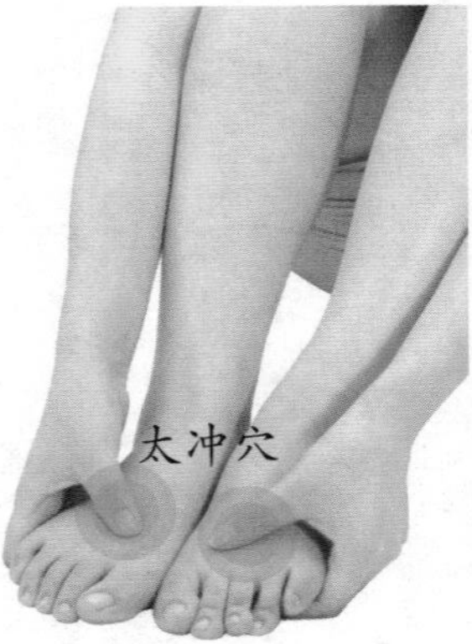

按揉太溪穴

取穴原理	太溪穴有滋阴降火的功效，对于肝肾两虚的调理有很好的效果。
功效主治	滋阴益肾，壮阳强腰。主治头痛目眩、咽喉肿痛、齿痛、耳鸣、咳嗽、气喘、消渴、月经不调、失眠、遗精、阳痿、腰脊痛、内踝肿痛等。
穴名由来	“太”，大；“溪”，沟溪。本穴为气血所注之处，足少阴肾经脉气出于涌泉，至此聚留而成大溪，故名“太溪”。

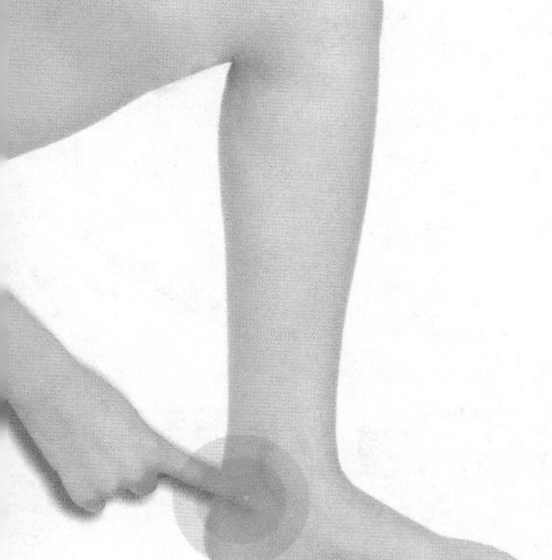

太溪穴

操作方法

用对侧手的拇指或食指指腹按揉太溪穴 3 分钟，力量柔和，以有酸胀感为度。

定位

坐位垂足，由足内踝尖向后推至与跟腱之间的凹陷处即是太溪穴。

按压行间穴

取穴原理 按摩行间可疏肝解郁，调畅气血，改善肝功能。

功效主治 疏肝解郁，清热消肿，缓急止痛。主治目赤肿痛、青盲、失眠、月经不调、痛经、崩漏带下、小便不利、尿痛等。

穴名由来 “行”，运行；“间”，中间。穴位在第 1、2 跖趾关节的前方凹陷中，经气运行其间。

操作方法

一边用中指指腹按压行间穴，一边吐气，以有轻微疼痛感为宜，重复按压 2 ~ 3 分钟。

定位

本穴在足背，第 1、2 趾间，趾蹼缘后方赤白肉际处。

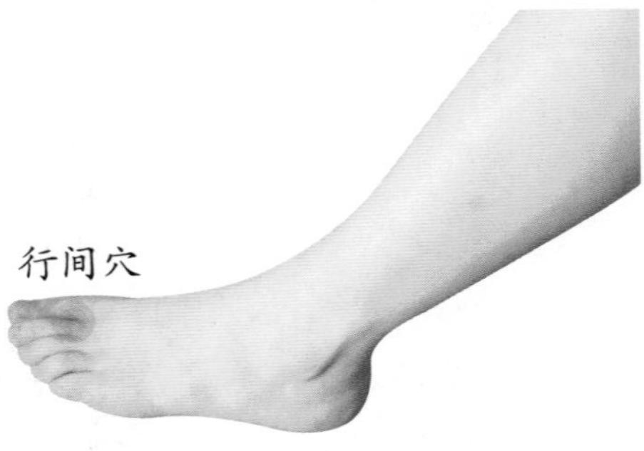

四季养肝：3种家常食物

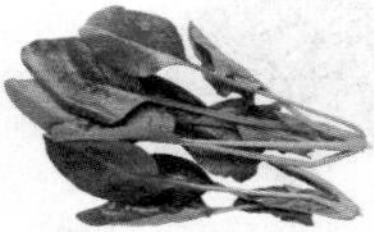

菠菜

性味归经：性凉，味甘，归大肠、胃、肝经。

功能：养血，平肝。用于便血、头痛、目眩、夜盲等。

用法：炒食、煮食。

禁忌：痛风急性发作期患者不宜食用。

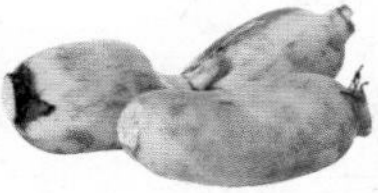

莲藕

性味归经：性寒，味甘，归心、肝、脾、胃经。

功能：清热生津。用于热病口渴等。

用法：生食、炒食、煮食。

禁忌：脾胃虚寒的人不宜食用。

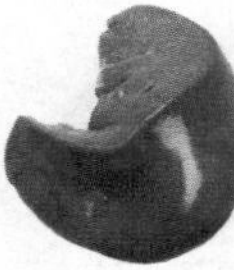

猪肝

性味归经：性温，味甘、微苦，归肝经。

功能：补肝明目，养血。用于血虚萎黄、目赤、夜盲、脚气等。

用法：炒菜、煮食。

禁忌：患有高血压、冠心病、肥胖症及血脂异常的人忌食猪肝。

其他常见食物：番茄、荔枝、木耳、驴肉、丝瓜、金针菜、蕨菜、兔肉、韭菜、香菇、乌骨鸡、鹅肉、鹌鹑、泥鳅、海松子、核桃仁、海蜇、鳝鱼等。

四季养肝：4种常用中药

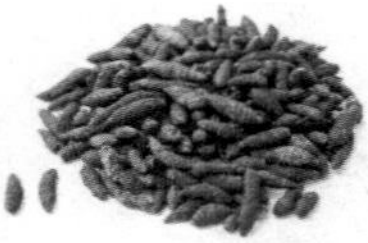

香橼

性味归经： 性温，味辛、酸、苦，归肝、脾、肺经。
功效主治： 理气宽中。用于胸胁胀痛、呕吐嗳气、胁肋胀满、痰多咳嗽等。
用法： 1～2克，煎服。

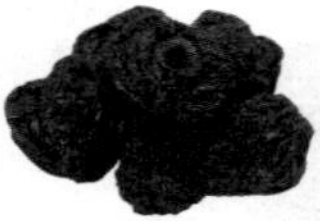

乌梅

性味归经： 性平，味酸、涩，归肺、肝、脾、大肠经。
功效主治： 敛肺止咳，生津止渴。用于诸虚所致的久咳、久泻久痢、虚热、消渴等。
用法： 1～3克，煎服。

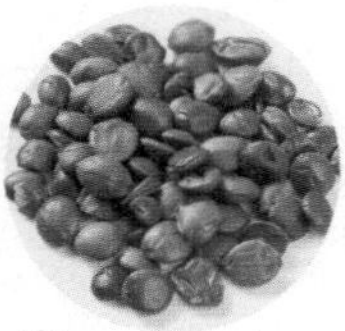

酸枣仁

性味归经： 性平，味甘、酸，归心、肝、胆经。
功效主治： 养心安神，敛汗。用于心肝两虚所致的惊悸怔忡、失眠多梦、盗汗等。
用法： 3～5克，煎服。

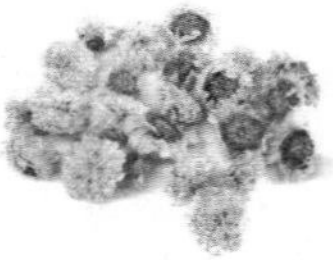

菊花

性味归经： 性微寒，味甘、苦，归肺、肝经。
功效主治： 平抑肝阳，清肝明目。用于感冒、头痛眩晕、目赤肿痛等。
用法： 3～5克，煎服。

其他常用中药：覆盆子、山茱萸、薄荷、桑叶、夏枯草、蒲公英、佛手、当归、熟地黄、鹿角胶等。

药食同源，肝养四季：2 道精选食疗方

花生拌菠菜

平肝健脾

材料：熟花生米50克，菠菜300克。

调料：蒜末2克，盐3克，香油5克。

做法：

1 菠菜择洗干净，入沸水中焯 30 秒，捞出，晾凉，沥干水分，切段。

2 取盘，放入菠菜段、熟花生米，用蒜末、盐和香油调味即可。

功效

花生能润肠通便、促进消化，并能预防肝细胞衰老；菠菜富含胡萝卜素和膳食纤维，能保护胃黏膜。二者搭配食用可平肝健脾、预防溃疡。

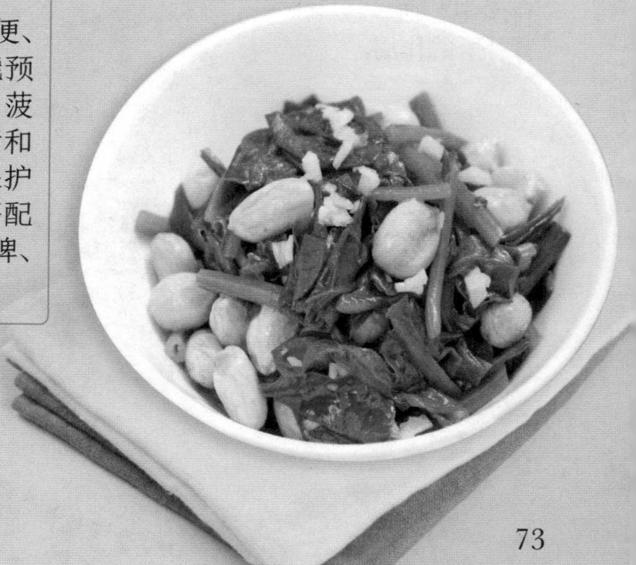

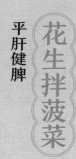

温补肝血

当归生姜羊肉汤

材料：羊瘦肉250克，当归10克，鲜姜片15克。

材料：盐4克，鸡精2克，植物油适量。

做法：

1 羊瘦肉去净筋膜，洗净，切块，放入沸水中焯烫去血水；当归洗净浮尘。

2 锅置火上，倒油烧至七成热，炒香姜片，放入羊肉块、当归翻炒均匀，倒入适量清水，大火烧开后转小火煮至羊肉烂熟，加盐和鸡精调味，去当归、生姜，食肉喝汤即可。

功效

当归可补五脏之虚；羊肉可补虚强身。二者与生姜配合起来，具有温中补血、暖肾补肝的作用。

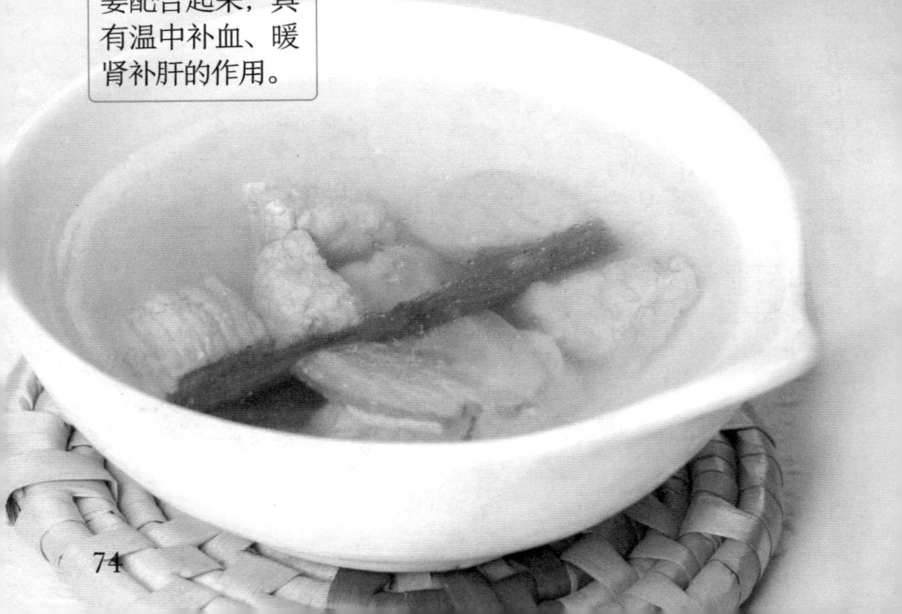

四季养肝：6 种家用中成药

1 柴胡疏肝丸

疏肝理气，消胀止痛。用于肝气不畅，胸胁憋闷，食滞，呕吐酸水。

2 越鞠保和丸

疏肝解郁。用于气郁停滞，胸腹胀痛。

3 杞菊地黄片

滋肾养肝，清头明目。用于肝肾阴亏之眩晕耳鸣、视物昏花等。

4 沉香化气丸

疏肝理气。用于肝胃气滞之胸膈痞满、不思饮食等。

5 人参首乌精

补肝肾，益气血。用于气血虚弱之须发早白、神经衰弱、健忘失眠等。

6 活力苏口服液

益气补血，滋养肝肾。用于年老体弱，精神萎靡，失眠健忘，肝肾亏虚。

其他常用中成药：四逆散、百补增力丸、归芍地黄丸等。

四季养肝：2个简单小动作

常按头皮

将左手或右手的五指伸开，用手指在头皮上轻轻按摩，先沿前后方向按摩，再沿左右方向按摩，最后转圈按摩，一般 5~10 分钟即可，每天早、晚各按摩 1 次。

头皮是大量血管、神经的密集区，经常按摩头皮能舒缓神经，改善睡眠，有利于肝脏内部的血液循环，保护肝脏健康，防治失眠、头痛、头晕等。

擦胸腹

双手五指分开，相对放在前胸乳下，之后稍用力沿胁肋分别向两边推擦，而后从胸到脐上下往返推擦。

胸胁部为足厥阴肝经和足少阳胆经所过之处，肝胆气机不畅则胸闷不舒，郁滞日久就会胸胁胀痛，肝气犯脾则会饮食失调。该动作能够健脾养肝，开胸理气，解心胸之郁，防治胸闷、胸痛、胁痛等。

九

4 种肝系病证的调理

有效养肝，远离疾病

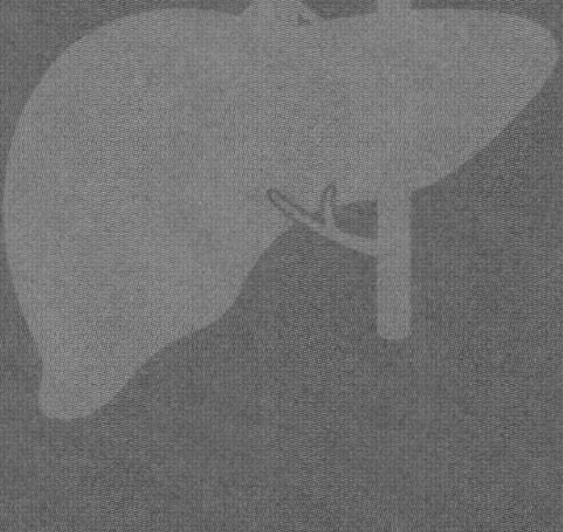

扫描二维码
有声点读新体验

脂肪肝

典型症状 ☑右上腹不适 ☑肝区疼痛 ☑腹胀 ☑乏力

病因分析

脂肪是在肝内完成代谢的，一旦摄入过多，人体消耗不了，就特别容易囤积在肝中，让人患上脂肪肝。中医学认为脂肪肝大多与饮食不节、情志内伤、久病体虚等有关。这些因素会使人脾胃失调，肝郁气滞，肝肾阴虚，导致体内的脂肪无法正常代谢，在肝内堆积，诱发脂肪肝。

对症取穴

肝俞穴、期门穴、章门穴。

常用中成药

益肝灵软胶囊：清热护肝。用于急（慢）性肝炎、肝硬化、脂肪肝等肝胆类疾病。

常用穴位调理

按揉肝俞穴

取穴原理	肝俞穴为肝脏的背俞穴，肝与胆互为表里，两者相辅相成。
功效主治	疏肝利胆。主治脂肪肝、急（慢）性肝炎、胆囊炎等肝胆病。

操作方法：

用拇指指腹或指节按揉肝俞穴5~10分钟，做圆状按摩。

定位：

肝俞穴位于人体的背部脊椎旁，第9胸椎棘突下，左右二指宽处。

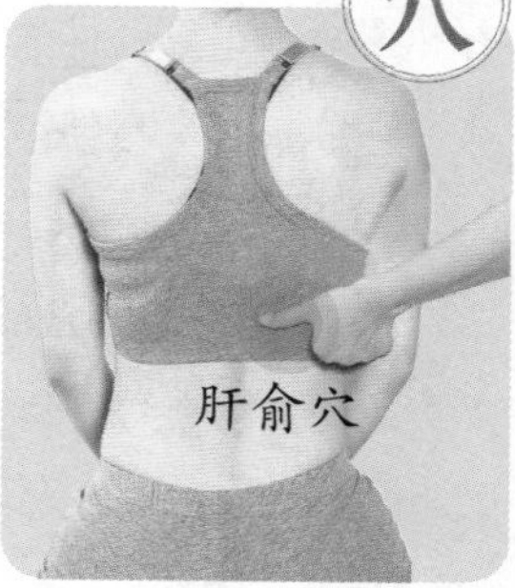

运动调理

生活中可适当爬楼梯，在上下楼时尽量不乘坐电梯，这样不仅能够活动四肢关节，不易发生肥胖，患上脂肪肝的概率也会降低，同时还可以增强心血管系统和呼吸系统的功能。

具体方法：爬楼梯前先活动一下踝关节和膝关节，避免扭伤。以慢速为宜，一般以中等强度、不感到紧张和吃力为好。每爬1～2层楼梯可在缓步台上稍微歇一会儿。每次的锻炼时间控制在15～20分钟，每天1～2次。

精选食疗方

海带炖豆腐

提高肝脏解毒能力

材料：豆腐200克，海带100克。

调料：盐、葱花、姜末、植物油各适量。

做法：

1 将海带用温水泡发，洗净，切成块；豆腐先切成大块，放入沸水中煮一下，捞出晾凉，切成小方块。

2 锅内倒入适量油，待油烧热时，放入姜末，然后放入豆腐块、海带块，加入适量清水大火煮沸，再加入盐，改用小火炖，一直到海带、豆腐入味时出锅，再撒少量葱花即可。

功效

降低血液及胆汁中的胆固醇水平，可保护肝细胞。

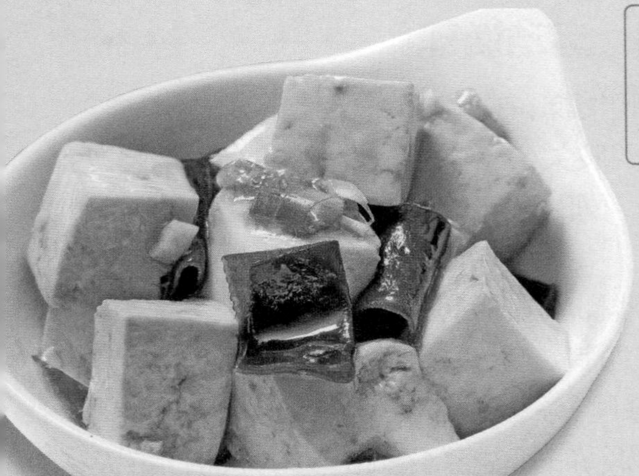

高血压

典型症状 ☑头痛 ☑头晕 ☑头胀 ☑眼花 ☑耳鸣

病因分析

中医学认为高血压与肝风的关系最密切，“诸风掉眩，皆属于肝”，掉眩就是因“风”招致眩晕，眩晕是高血压的主要症状。高血压与五脏中肝的关系最为密切，而其中“风”的诱因又往往是引发高血压的前提，从而在治疗上就有了“镇肝息风”的重要理论。此外，高血压与情志失调、饮食失节、内伤虚损等因素也有关。

对症取穴

太冲穴、风池穴、百会穴、合谷穴、曲池穴、三阴交穴。

常用中成药

安宫降压丸：平肝降压。用于肝阳上亢之高血压等。

常用穴位调理

按揉百会穴

取穴原理	百会穴为足太阳经与督脉之交会穴，百病皆治，故名百会。
功效主治	温阳散寒，醒脑开窍，调节气血。主治中风、头痛、头晕、失眠、健忘、眩晕、高血压等。

操作方法：

食、中、无名三指并拢，按揉百会穴 3～5 分钟，以有酸胀感为宜。

定位：

位于头部，前发际正中直上 5 寸。

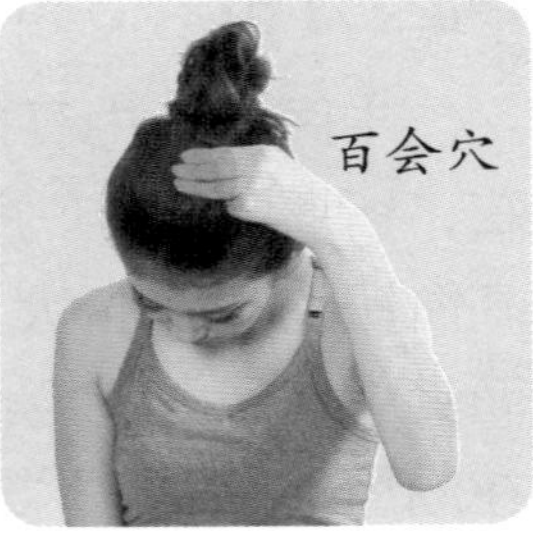

运动调理

散步控血压：散步适用于大多数高血压患者，而且对有心、脑、肾并发症的患者也非常适宜。

具体方法：散步前先适当活动肢体，调匀呼吸。在散步时肩要平、背要直，抬头挺胸，目视前方，手臂自然摆动，手脚合拍。

散步的同时可进行有节奏的摆臂扩胸，还可配合擦双手、捶打腰背、揉摩胸腹、拍打全身等动作，有利于畅通气血。

精选食疗方

洋葱拌木耳

补气降压

材料：水发木耳100克，洋葱250克。

调料：香油3克，盐、醋各1克。

做法：

1 水发木耳择洗干净，撕成小朵，用沸水焯烫，捞出过凉水，沥干水分；洋葱洗净，切小片。

2 取小碗，加盐、醋、香油搅拌均匀，制成调味汁。

3 取盘，放入洋葱片和焯好的木耳，淋入调味汁拌匀即可。

功效

洋葱可降低血液黏稠度；木耳可补气养血。二者搭配，不论是从营养，还是降压功效上来说都有很好的作用，能补气降压，保护心血管。

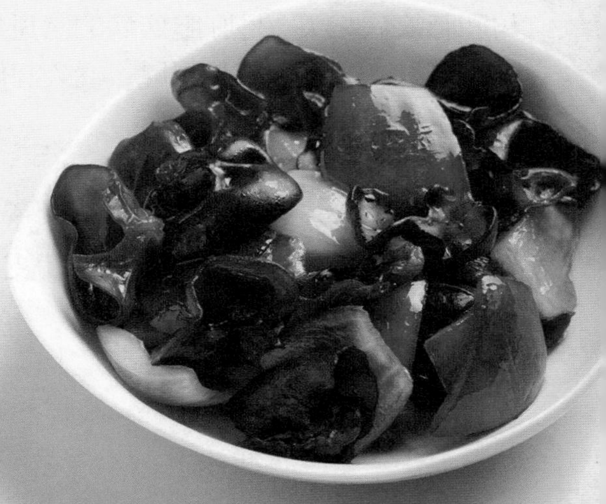

胁痛

典型症状 ☑胁肋部疼痛

病因分析

中医学认为胁痛与情志失调、跌仆损伤、饮食所伤、外感湿热、劳伤久病等因素有关。肝居于胁下，其经脉分布在两胁，胆附于肝，其脉亦循于胁。所以，胁痛多与肝胆疾病相关，是肝胆疾病的常见症状。凡情志抑郁，肝气郁结，或过食肥甘厚腻，或久病体虚、忧思劳倦等，都会引发胁痛。

对症取穴

章门穴、期门穴、阳陵泉穴、支沟穴、丘墟穴。

常用中成药

加味逍遥丸：疏肝清热，健脾养血。用于肝郁血虚，肝脾不和，两胁胀痛。

常用穴位调理

按揉期门穴

取穴原理　肝胆两经布于胁肋，期门穴是肝的募穴，取之既可疏泄肝胆，又可直接疏通胁肋部经络而止痛。

功效主治　健脾疏肝，理气活血。主治胸胁胀痛、呕吐、吞酸、呃逆、腹胀等。

操作方法：

用食指指腹每天按揉期门穴 2 次，每次约 200 下。

定位：

本穴在胸部，第 6 肋间隙，前正中线旁开 4 寸。

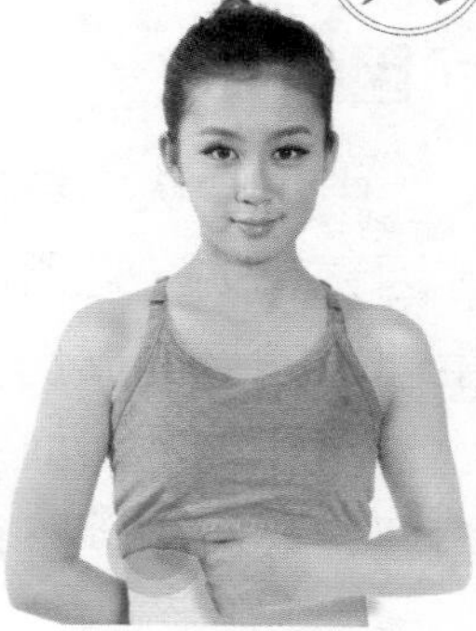

期门穴

运动调理

推搓两胁缓解胀痛感：肝经从两胁经过，推搓两胁可促进肝经的气血运行，还能刺激两胁处的大包穴和章门穴。按摩章门穴对胸闷、两胁胀痛有良好的防治功能。

具体方法：推搓时，双手分别置于胸部两侧，一手向前、一手向后，相对来回搓摩，一去一回计1次，共做30次。经过这一番刺激和按摩后，郁闷、胸中堵得慌、心慌、胁痛等症状都会有所好转。

黄疸

典型症状 ☑目黄 ☑身黄 ☑小便黄

病因分析

中医学认为黄疸与感受外邪、饮食不节、脾胃虚弱等因素有关，之所以会出现黄疸这种症状，是因为肝的生理功能受到损伤，累及胆，导致帮助脾胃进行食物消化的胆汁渗透入血。虽然是胆汁不循行于常道，但是其病理的根本原因不在胆，而在肝。

对症取穴

胆俞穴、肝俞穴、太冲穴、阳陵泉穴、阴陵泉穴、至阳穴。

常用中成药

黄疸肝炎丸：疏肝利胆，除湿理气。用于湿热熏蒸，皮肤黄染，两胁胀痛，小便黄赤，急性肝炎，胆囊炎。

常用穴位调理

按压胆俞穴

取穴原理 黄疸是由湿邪熏蒸、胆汁外溢而成，故取胆俞穴以疏调胆腑，帮助调理。

功效主治 疏肝利胆，清热化湿。主治黄疸、胁痛等。

操作方法：

按压胆俞穴时，由上而下，一边吐气一边强压 6 秒，每回压 5 次，每天压 5 回。

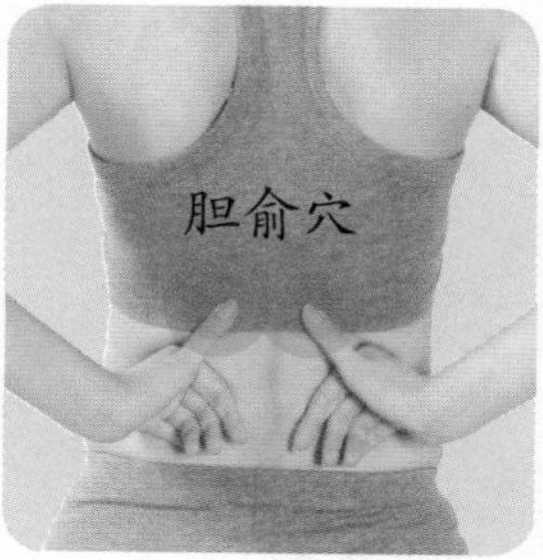

定位：

本穴在脊柱区，第 10 胸椎棘突下，后正中线旁开 1.5 寸。

运动调理

慢跑可以促进新陈代谢，加速毒素排出，有利于黄疸的恢复。

具体方法： 两手轻轻微握，肘关节屈曲成 90° 左右，全身肌肉放松，上身略向前倾，两臂自然下垂摆动，腿不宜抬得太高。

可采取慢跑（每分钟 120 ~ 140 米）与步行交替的方法进行，以不感觉难受、不喘粗气、头不晕、最高心率为每分钟 120 ~ 130 次为宜。